Pavan Kumar Addanki

Biomarcadores na doença periodontal

Pavan Kumar Addanki

Biomarcadores na doença periodontal

ScienciaScripts

Imprint

Any brand names and product names mentioned in this book are subject to trademark, brand or patent protection and are trademarks or registered trademarks of their respective holders. The use of brand names, product names, common names, trade names, product descriptions etc. even without a particular marking in this work is in no way to be construed to mean that such names may be regarded as unrestricted in respect of trademark and brand protection legislation and could thus be used by anyone.

Cover image: www.ingimage.com

This book is a translation from the original published under ISBN 978-3-659-74197-5.

Publisher:
Sciencia Scripts
is a trademark of
Dodo Books Indian Ocean Ltd. and OmniScriptum S.R.L publishing group

120 High Road, East Finchley, London, N2 9ED, United Kingdom
Str. Armeneasca 28/1, office 1, Chisinau MD-2012, Republic of Moldova, Europe
Printed at: see last page
ISBN: 978-620-8-02677-6

ÍNDICE DE CONTEÚDOS

A periodontite é um grupo de doenças inflamatórias que afectam o tecido conjuntivo de ligação e o osso de suporte à volta dos dentes. É amplamente aceite que o início e a progressão da periodontite dependem da presença de microorganismos virulentos capazes de causar doenças (Socransky & Haffajee 1992).

A periodontite é considerada uma doença multifatorial sem uma etiologia bem definida, pelo que a sua identificação e diagnóstico precoce se tornam mais difíceis (Zhang et al. 2009). Assim, a necessidade de uma ferramenta de diagnóstico periodontal fornece informações adequadas para o diagnóstico diferencial, a localização da doença e a gravidade da infeção. Ao mesmo tempo, servem de base para o planeamento do tratamento e fornecem os meios para avaliar a eficácia da terapia periodontal (Zhang et al. 2009).

Os actuais parâmetros de diagnóstico clínico que foram introduzidos há mais de 50 anos continuam a funcionar como o modelo básico para o diagnóstico periodontal na prática clínica atual. Estes incluem profundidades de sondagem, sangramento à sondagem, níveis de inserção clínica, índice de placa e radiografias que quantificam os níveis de osso alveolar (Shantipriya reddy et al. 2011).Mas todos estes métodos fornecem a gravidade da doença (Polson & Goodson 1985) em vez da atividade da doença (Lang &Tonetti 1996).Por conseguinte, testes adicionais de diagnóstico e prognóstico têm sido amplamente procurados para resolver estes problemas (Shanti priya Reddy et al. 2011).

Chapple et al. criaram biomarcadores que indicavam a presença ou ausência de agentes patogénicos periodontais, a inflamação gengival e periodontal, a resposta inflamatória-imune do hospedeiro a certas espécies patogénicas e a destruição do hospedeiro (Chapple et al. 2009).

Um biomarcador é uma substância utilizada para indicar um estado biológico e é uma medida objetiva para avaliar a atividade presente e futura da doença (Colburn 2003). Vários meios biológicos, como a saliva, o soro e o fluido crevicular gengival, são utilizados para determinar biomarcadores no tratamento periodontal.

saúde e doença (Chapple et al. 2009). Por exemplo, os níveis de catepsina B aumentaram no FGC em doentes com periodontite do que em doentes com gengivite, pelo que a catepsina B tem uma utilização potencial na distinção entre periodontite e gengivite e no planeamento do tratamento e monitorização dos resultados do tratamento (Loos & Tjoa 2005).

Sendo a periodontite uma doença multifatorial, é pouco provável que um único biomarcador seja capaz de prever a atividade e a gravidade da doença periodontal. Por isso, são utilizadas combinações de biomarcadores para prever a atividade da doença (Shantipriya reddy et al. 2011). Ao avaliar vários biomarcadores para a doença periodontal, podemos prever o início e a progressão da doença e o resultado do tratamento (Shivamanjunath 2013).

A presente revisão destaca a necessidade de identificação de biomarcadores e as várias substâncias utilizadas para a identificação e as dificuldades e sensibilidade do biomarcador no diagnóstico, progressão e resultado do tratamento da doença periodontal.

Capítulo 1

> *Avaliação de risco,* um procedimento através do qual os médicos podem identificar doentes ou locais específicos que apresentam um risco mais elevado de aparecimento de doenças.

> *Avaliação do prognóstico,* um procedimento através do qual os médicos podem prever a evolução da doença com ou sem tratamento (Beck 1999).

> *A especificidade* refere-se à capacidade de um teste ou observação para diferenciar claramente uma doença de outra. É definida como a percentagem ou proporção de indivíduos (ou locais) com doença verdadeiramente ausente que apresentam resultados negativos. Um teste específico é aquele em que um resultado positivo indica que a doença é provável (ou seja, ausência de resultados falsos positivos).

> *A sensibilidade* refere-se à capacidade de um teste ou observação para detetar a doença sempre que esta está presente. É definida como a % ou proporção de indivíduos (ou locais) com doenças verdadeiramente presentes que têm um teste positivo. Um teste sensível é aquele em que um resultado negativo significa que a doença é improvável (ou seja, ausência de resultados falsos negativos)

> O valor preditivo refere-se à probabilidade de o resultado do teste (ou seja, a proporção de resultados positivos e negativos verdadeiros combinados) estar de acordo com o estado da doença.

> O *valor preditivo positivo* determina a probabilidade de doença num sujeito ou locais com resultados de teste positivos.

> O *valor preditivo negativo* determina a probabilidade de uma situação clínica saudável na presença de resultados de testes negativos (Beck 1995).

Vantagens das técnicas de diagnóstico:

1) Fácil de utilizar

2) Rentável

3) Não invasivo

4) Mede a gravidade da doença

5) A radiografia de sub-tração detecta alterações mínimas na altura do osso alveolar.

Limitações das técnicas tradicionais de diagnóstico periodontal (Madhu guptha et al. 2013):

1) As medições clínicas e radiológicas da perda de inserção não são exatamente exactas e, se não forem efectuadas com muito cuidado, podem induzir em erro.

2) O registo de toda a boca é necessário devido à natureza específica e episódica da progressão da doença periodontal.

3) A suscetibilidade individual à periodontite varia tanto geneticamente como ao longo do tempo devido a outras condições que podem afetar a suscetibilidade. Estas condições têm de ser determinadas e tidas em conta.

4) Todas as técnicas de diagnóstico clínico fornecem informações retrospectivas sobre a atividade da doença no passado e não são capazes de diagnosticar a atividade da doença no presente.

Necessidade de um biomarcador:

O subdiagnóstico da doença periodontal resulta em quantidades significativas de doença não tratada e em baixas taxas de intervenção terapêutica adequada. Os investigadores criaram biomarcadores que indicavam a presença ou ausência de agentes patogénicos periodontais, inflamação gengival e periodontal, a resposta inflamatória-imune do hospedeiro a certas espécies patogénicas e a destruição dos tecidos do hospedeiro. Os meios biológicos de eleição incluíam saliva, soro, placa subgengival, biópsias de tecidos e fluido crevicular gengival. Como resultado, e depois de muitos biomarcadores e testes de diagnóstico terem sido desenvolvidos (Shiva manjunath 2013).

CLASSIFICAÇÃO DOS BIOMARCADORES

Os biomarcadores são classificados como (Armitage 2004):

1. Um biomarcador de predisposição reflecte a sensibilidade de um indivíduo a uma doença.

2. Um biomarcador de prognóstico tem a capacidade de prever se um indivíduo será suscetível a uma doença

3. Um biomarcador de diagnóstico mede a incidência e a progressão de um processo de doença.

Curtis et al. 1989 afirmaram que os "marcadores de doença" podem englobar três categorias distintas:

1) Indicadores da atividade atual da doença;

2) Preditores da futura progressão da doença;

3) Preditores do início futuro da doença em locais atualmente saudáveis.

4) Classificação dos biomarcadores (Armitage 2004):

Biomarcadores proteómicos	Biomarcadores genéticos	Biomarcadores microbianos	Outros biomarcadores
Cistatinas, aglucosidase, fosfatase ácida, alcalino-fosfatase, aminopeptidase, lactoferrina, translactoferrina, IgM, MMP-13, MMP-8, MMP-9, catepsina B, osteonectina, osteocalcina, Osteopontina, Elastase Fator de ativação plaquetária, Fator de crescimento epidérmico, Fator de crescimento derivado das plaquetas, Esterase, Telopeptídeo carboxiterminal com ligação cruzada de piridinolina, Fibronectina, sIgA (IgA secretora) Gelatinase, IgA, Tripsina, Fator de crescimento endotelial vascular, IgG	Mutação do gene da catepsina, mutação do gene do colagénio, polimorfismos da IL-1, polimorfismos da IL-10, fator de necrose tumoral, polimorfismos.	*Aggregatibacter Actinomycetemcomitans,* *Campylobacter rectus,* *Micoplasmas,* *Porphyromonas Gingivalis,* *Prevotellaintermedia,* *Peptostreptococos Micros,* *Prevotella nigrescens,* *Treponema denticola,* *Tannerella forsythia.* *Treponema socranskii.*	Cálcio, Cortisol, Hidrogéniosulfureto, Metilmercaptano, piridina.

Biomarcadores salivares:

Saliva é um termo genérico. A saliva total é um fluido fisiológico importante que contém uma mistura altamente complexa de substâncias (Miller et al. 2006). É um fluido que pode ser facilmente recolhido, contém marcadores de doença periodontal derivados localmente e sistemicamente, pelo que pode ser utilizado como teste de diagnóstico específico para a periodontite (Kaufman et al. 2000).

É segregada principalmente por três glândulas salivares maiores emparelhadas e secundariamente por centenas de glândulas salivares menores localizadas abaixo das superfícies mucosas da boca. As secreções das glândulas salivares contêm proteínas produzidas localmente e outras moléculas provenientes da circulação sistémica (Kaufman et al.2000).

A saliva total ou mista é uma combinação de fluidos orais que tem origem nas secreções das glândulas salivares menores e maiores, secreções brônquicas e nasais, soro e derivados do sangue de feridas orais, bactérias e subprodutos bacterianos, vírus, fungos, células epiteliais descamadas, alimentos, componentes celulares e FGC (Lamster et al. 2007). É esta rica mistura de substâncias que torna a saliva uma fonte provável para a identificação de biomarcadores únicos que reflectem alterações na saúde oral e sistémica (Lamster et al. 2007).

A doença periodontal é uma infeção bacteriana crónica caracterizada por inflamação persistente, rutura do tecido conjuntivo e destruição do osso alveolar (Socransky &Haffajee 1992).

Foram detectados mediadores inflamatórios e moléculas destruidoras de tecidos nos tecidos gengivais, no FGC e na saliva de pacientes afectados pela periodontite. Assim, a saliva deve conter biomarcadores específicos para os aspetos fisiológicos únicos da periodontite, e as alterações qualitativas na composição destes biomarcadores podem ter significado diagnóstico e terapêutico (HimanshuKhashu et al. 2012).

As células epiteliais do revestimento da cavidade oral encontram-se na saliva, mas a contribuição das células epiteliais creviculares ou de bolsa para o número total de células epiteliais salivares não é conhecida (Himanshu-Khashu et al 2012). Para estudar a função das células epiteliais na doença periodontal e no diagnóstico periodontal, podem ser avaliados antigénios específicos de queratina na saliva. Além disso, a deteção de queratinas por anticorpos monoclonais pode ter valor diagnóstico na deteção de displasia epitelial, cancro oral, quistos odontogénicos e tumores. Foi sugerido que os marcadores fenotípicos para epitélios juncionais e sulculares orais podem eventualmente ser utilizados como indicadores de doença periodontal (Himanshu Khashu et al. 2012).

Ingman et al. realizaram um estudo para ver o perfil das proteases salivares e a sua origem celular, com especial referência aos leucócitos polimorfonucleares e bactérias, na periodontite juvenil localizada e compararam com a periodontite adulta e controlos saudáveis. Foi medida a atividade proteolítica geral na saliva, bem como a atividade da colagenase, da elastase e da tripsina. A sensibilidade da colagenase salivar de pacientes com periodontite juvenil localizada à inibição da doxiciclina também foi estudada. A saliva de doentes com periodontite juvenil localizada continha quantidades reduzidas de colagenase em comparação com a saliva de doentes com periodontite adulta e toda a colagenase salivar se encontrava na forma endógena ativa, o que também se verificou em doentes com periodontite adulta e em controlos saudáveis. A colagenase salivar dos doentes com periodontite juvenil localizada foi relativamente insensível a 100 mumol/l de doxiciclina, mas foi completamente inibida por 600 mumol/l de doxiciclina, reflectindo mais a enzima metaloproteinase-1 da matriz (tipo fibroblastos) do que a metaloproteinase-8 da matriz (leucócitos polimorfonucleares). A saliva de doentes com periodontite juvenil localizada também continha quantidades baixas de atividade semelhante à elastase em comparação com a saliva de doentes adultos com periodontite não tratada (Ingman et al. 1993).

Biomarcadores proteómicos:

A periodontite é o resultado de uma inter-relação complexa entre agentes infecciosos e factores do hospedeiro. O início, a progressão e a gravidade da doença periodontal são mediados por várias moléculas proteicas. O estudo das proteínas como biomarcadores nas doenças periodontais tem merecido uma atenção crescente nos últimos anos. As proteínas envolvidas na patogénese da doença periodontal podem ser utilizadas como biomarcadores (Rahul Karthariya et al.2010).

A palavra "proteoma" é uma mistura de "proteína" e "genoma", e foi cunhada por Marc Wilkins em 1996. O proteoma é o conjunto completo de proteínas, incluindo as modificações efectuadas num determinado conjunto de proteínas, produzidas por um organismo ou sistema. A proteómica oferece uma nova abordagem para a compreensão das alterações holísticas que ocorrem à medida que os microrganismos orais se adaptam às alterações ambientais nos seus habitats na boca (Sreedhar et al. 2011).

Carboxiterminaltelopeptídeo do colagénio de tipo I reticulado com piridinolina:

O colagénio tipo I compõe 90% da matriz orgânica do osso e é o colagénio mais abundante no tecido ósseo. Os produtos de degradação do colagénio surgiram como marcadores valiosos da renovação óssea numa grande variedade de doenças metabólicas e de reabsorção óssea. As ligações cruzadas de piridinolina representam uma classe de moléculas de degradação do colagénio que incluem a piridinolina, a desoxipiridinolina, os N-telopeptídeos e os C-telopeptídeos.

Foi demonstrado que o ICTP sérico elevado e outros componentes reticulados de piridinolina estão correlacionados com a taxa de reabsorção óssea em várias doenças metabólicas ósseas, incluindo osteoporose, artrite reumatoide e doença de Paget. Além disso, as ligações cruzadas de piridinolina demonstraram diminuições significativas em indivíduos osteoporóticos pós-menopáusicos após terapia com bifosfonatos ou estrogénios.

Dada a sua especificidade para a reabsorção óssea, as ligações cruzadas de piridinolina representam um auxiliar de diagnóstico potencialmente valioso em periodontia, uma vez que os marcadores bioquímicos específicos para a degradação óssea podem ser úteis na diferenciação entre a presença de inflamação gengival e a destruição óssea periodontal ou peri-implantar ativa.

Palysa et al .realizaram um estudo para relacionar os níveis de ICTP com a microflora subgengival de vários estados de doença no FGC. Os indivíduos foram divididos em grupos que representavam saúde, gengivite e periodontite crónica, e foram recolhidas amostras de FGC e placa bacteriana de cada indivíduo. As amostras foram analisadas quanto aos níveis de ICTP e à presença de 40 espécies subgengivais utilizando técnicas de hibridação DNA-DNA em tabuleiro de controlo. Os níveis de ICTP diferiram significativamente entre indivíduos saudáveis, com gengivite e periodontite, e relacionaram-se modestamente com vários parâmetros clínicos da doença. Os níveis de ICTP também foram fortemente correlacionados com os níveis de vários agentes patogénicos periodontais em todo o indivíduo, incluindo T. *forsythensis,* P. *gingivalis,* P.*intermedia* e T.*denticola* (Palysa et al. 1998).

Al-Shammari et al. realizaram um estudo para examinar o efeito da terapia periodontal não cirúrgica nos níveis de ICTP e IL-1 do GCF. Vinte e cinco indivíduos com periodontite crónica foram monitorizados em 8 locais por indivíduo na linha de base antes da raspagem e planeamento radicular e 1, 3 e 6 meses após a terapia. Quatro locais rasos (profundidades de sondagem < 4 mm) e quatro profundos (profundidades de sondagem > ou = 5 mm) foram monitorizados tanto para os níveis de marcadores como para os parâmetros clínicos. O FGC foi recolhido durante 30 segundos em tiras de papel, e os níveis de ICTP e IL-1 foram determinados utilizando técnicas de radioimunoensaio (RIA) e ensaio imunoenzimático (ELISA), respetivamente. As medições clínicas incluíram a profundidade de sondagem (PD), o nível de inserção clínica (CAL) e a hemorragia à sondagem (BOP). Os locais profundos exibiram níveis significativamente mais elevados de ICTP e IL-1 em comparação com os locais pouco profundos em todos os intervalos de tempo. No entanto, a terapia mecânica não cirúrgica não reduziu significativamente os níveis de ICTP e IL-1 (Al-Shammari et al. 2001).

Giannobile et al. efectuaram um estudo para investigar se os doentes com periodontite tratados com SRP também demonstravam correlações significativas entre os níveis de ICTP do GCF e os parâmetros clínicos da doença periodontal, incluindo perda de inserção, profundidade da bolsa e hemorragia à sondagem. Para além disso, verificou-se que os níveis elevados de ICTP do GCF na linha de base, especialmente em locais pouco profundos, eram preditivos de uma futura perda de inserção logo no primeiro mês após a amostragem. Além disso, o tratamento de um grupo de indivíduos com periodontite com SRP e minociclina administrada localmente levou a reduções rápidas nos níveis de ICTP do GCF (Giannobile et al. 2000).

Golub et al. realizaram um estudo para identificar regimes de dosagem clinicamente eficazes utilizando doxiciclina em dose sub antimicrobiana (SDD) como terapia adjuvante em pacientes com periodontite em adultos. Os pacientes foram submetidos a profilaxia e, em seguida, a 1 de 5 esquemas de tratamento durante 12 semanas (parte I), seguidos de um período de 12 semanas sem terapia medicamentosa (parte II), uma segunda ronda de profilaxia e 12 semanas adicionais de tratamento (parte III). Os principais determinantes da eficácia incluíram reduções na atividade da colagenase do FGC e alterações no nível relativo de fixação periodontal. Verificou-se que o tratamento de pacientes com periodontite crónica com raspagem e alisamento radicular (SRP) e um inibidor de MMP (sub antimicrobiano doxiciclina hiclato) resultou numa redução de 70% nos níveis de ICTP do FGC após 1 mês, concomitantemente com uma redução de 30% nos níveis de colagenase (Golub et al. 2001).

Osteocalcina:

A osteocalcina é uma proteína de ligação ao cálcio do osso e é a proteína não colagénica mais abundante nos tecidos mineralizados. A osteocalcina é sintetizada predominantemente por osteoblastos e tem um papel importante na formação e renovação óssea. A osteocalcina apresenta uma atividade quimio-reactiva para células progenitoras de osteoclastos e monócitos, e a sua síntese in vitro é estimulada pela 1, 25-dihidroxivitamina D3.

Também foi demonstrado que promove a reabsorção óssea e estimula a diferenciação de células progenitoras de osteoclastos. Foram demonstrados níveis elevados de osteocalcina sérica durante períodos de rápida renovação óssea, por exemplo, osteoporose, mieloma múltiplo e reparação de fracturas (Giannobile et al. 2000).

Kunimatsu et al. realizaram um estudo para determinar os níveis de Osteocalcina, uma proteína de matriz específica do osso, no fluido crevicular gengival (GCF) de pacientes com doença periodontal e para investigar a relação entre os níveis de Osteocalcina no GCF e os parâmetros clínicos. Os parâmetros clínicos, incluindo a profundidade de sondagem, o nível de fixação clínica, o índice gengival e a mobilidade dentária, foram registados após uma amostragem cuidadosa do FGC com uma tira de papel de filtro colhida durante 3 minutos. A osteocalcina adsorvida numa tira foi extraída para um tubo de plástico contendo 150 micro litros de tampão de fosfato de sódio 10 mM (pH 6,5). A osteocalcina do GCF foi determinada por um imunoensaio enzimático de alta sensibilidade recentemente desenvolvido, capaz de reconhecer o péptido N-terminal de 20 resíduos. Foi relatada uma correlação positiva entre os níveis do peptídeo osteocalcinaminoterminal do FGC e os parâmetros clínicos num estudo transversal de pacientes com periodontite e gengivite. Os investigadores também relataram que a osteocalcina não podia ser detectada em pacientes com gengivite (Kunimatsu et al. 1993).

Nakashima et al. realizaram um estudo para examinar se a osteocalcina estava presente no FGC e para avaliar as relações entre OC, PGE2 e ALP no FGC e as condições periodontais. Foram recolhidas amostras do FGC com tiras durapore de 34 locais saudáveis, 72 locais com gengivite e 118 locais com periodontite em 17 indivíduos. Foram utilizadas técnicas ELISA para a determinação da osteocalcina e da PGE2. A ALP foi medida espectrofotometricamente utilizando p-nitro fenil fosfato como substrato. Foram registados níveis significativos de osteocalcina no FGC de doentes com periodontite e gengivite. Os níveis de osteocalcina também foram significativamente correlacionados com a profundidade da bolsa, pontuações do índice gengival e níveis de fosfatase alcalina e prostaglandina E2 no FGC (Nakashima et al. 1994).

Giannobile et al. realizaram um estudo para examinar os níveis de osteocalcina e de carboxiterminaltelopeptídeo de colagénio de tipo I ligado por cruzamento de piridinolina e correlacionaram-nos com a progressão da perda óssea alveolar experimental no cão beagle. 36 locais de controlo e 36 locais experimentais em 2 cães beagle foram avaliados longitudinalmente a intervalos de 2 semanas quanto aos níveis de osteocalcina e ICTP no fluido crevicular gengival (GCF) durante um período de observação de 6 meses. Durante o estudo, a captação do radiofármaco ósseo (BSRU) de 99mTc-MDP foi avaliada mensalmente; foram efectuadas radiografias padronizadas a intervalos de 2 semanas. Os resultados mostraram que os níveis de osteocalcina e ICTP no GCF aumentaram significativamente 2 semanas após o início da doença. Este aumento precedeu aumentos significativos na BSRU em 2 semanas e evidência radiográfica de perda óssea em 4 semanas. A BSRU foi significativamente elevada nos locais experimentais, em comparação com os controlos, 4 e 8 semanas após o início da doença. A osteocalcina no FGC atingiu o seu pico 8 e 10 semanas após a colocação da ligadura nos locais experimentais, com níveis quase 10 vezes superiores aos dos locais de controlo emparelhados contra-laterais. Os níveis de ICTP no GCF permaneceram elevados durante toda a fase de progressão da doença. Concluiu-se que os níveis estão relacionados com índices de destruição óssea periodontal ativa e sugerem que estas moléculas podem servir como marcadores preditivos de futura perda óssea alveolar (Giannobile et al. 1995).

Nakashima et al. realizaram um estudo longitudinal em doentes com periodontite não tratada com perda de inserção de 1,5 mm durante o período de monitorização. Afirmaram que os níveis de osteocalcina na saliva, por si só, não eram capazes de distinguir entre sítios activos e inactivos. No entanto, quando foi avaliada uma combinação dos marcadores bioquímicos osteocalcina, colagenase, prostaglandina E2, a2-macroglobulina, elastase e fosfatase alcalina, foram registados valores de sensibilidade e especificidade de diagnóstico aumentados de 80% e 91%, respetivamente. Em conjunto, os resultados destes estudos mostram um papel potencial da osteocalcina intacta como marcador específico do osso para a renovação óssea, mas não como indicador preditivo da doença periodontal (Nakashima et al. 1996).

Fosfatase alcalina (ALP):

A ALP é uma enzima catalisadora que acelera a remoção de grupos fosfato nas posições 5 e 3 de uma variedade de moléculas, incluindo nucleótidos, proteínas e alcalóides. Embora presente em todos os tecidos, a ALP está particularmente concentrada no osso, fígado, ducto biliar, rim e placenta.

Existe uma associação entre a ALP e a doença periodontal. A investigação inicial da ALP e da doença periodontal num modelo experimental de gengivite mostrou uma correlação significativa entre a ALP e a profundidade da bolsa e entre a ALP e a inflamação.

Chapple et al. efectuaram um estudo para investigar os níveis de fosfatase alcalina do FGC na saúde e na presença de gengivite, utilizando um ensaio quimioluminescente recentemente desenvolvido que permite a quantificação da fosfatase alcalina em volumes nanolitros de fluido crevicular gengival. Na saúde gengival, verificou-se um padrão específico de concentração de ALP com concentrações enzimáticas mais elevadas em redor dos dentes anteriores superiores e inferiores. Não houve uma relação significativa entre a ALP total do FGC e os níveis da enzima na placa bacteriana, e a análise da placa bacteriana no grupo de estudo demonstrou níveis muito baixos de ALP, indicando que a enzima é provavelmente derivada em grande parte dos tecidos periodontais (Chapple et al. 1994).

Chapple et al. realizaram um estudo para investigar como os níveis de fosfatase alcalina do fluido crevicular gengival se alteram em relação aos níveis de placa bacteriana e inflamação gengival em 20 adultos durante um período de 21 dias de gengivite experimental. A fonte de ALP no FGC também foi investigada utilizando um protocolo de amostragem repetida; determinando os níveis de enzimas derivadas de 30 espécies periodontais patogénicas e não patogénicas putativas; e examinando os perfis de inibição de uma variedade de isoenzimas ALP bacterianas e do hospedeiro. Concluiu-se que os níveis elevados de ALP no FGC medidos utilizando o ensaio de quimioluminescência relatado, são detectáveis antes do aumento dos índices gengivais e parecem ser um melhor marcador de inflamação gengival do que as concentrações de ALP. A principal fonte de ALP no FGC é derivada do hospedeiro e, no início da doença inflamatória, é provável que seja de origem leucocitária polimorfonuclear (Chapple et al. 1996).

Mccauley et al. realizaram um estudo sobre um total de 76 actividades enzimáticas em saliva total mista e observaram uma maior atividade enzimática em indivíduos com doença periodontal do que em indivíduos sem doença. Outros analisaram o nível sérico de ALP de pacientes com doença periodontal crónica e compararam os resultados com os de pacientes de controlo. Os resultados mostraram uma relação entre a perda de aderência no grupo periodontal e uma queda na atividade da ALP no soro (Mccauley et al .2002).

Contrariamente a estes resultados, outros autores (Anet et al. 2007) investigaram a influência da doença periodontal na ALP, aminotransferase (AST), aminopeptidase e glucuronidase. Foram analisadas amostras salivares de pacientes com doença periodontal confirmada e revelaram que a destruição periodontal através da medição da profundidade de sondagem, a hemorragia gengival e a supuração estavam relacionadas com níveis mais elevados de ALP na saliva.

Estes resultados são corroborados pelas conclusões de Todorovic et al. de que se observa um aumento da atividade da ALP salivar em doentes com doença periodontal em relação a um grupo de controlo sem doença. Este grupo mostrou ainda uma correlação positiva entre a atividade enzimática salivar e o valor do índice gengival.

Como indicador preditivo de uma futura degradação periodontal, a ALP não foi apoiada por resultados de investigação e, por conseguinte, pode servir melhor como marcador no planeamento e monitorização do tratamento periodontal.

Catepsina B:

Como uma enzima pertencente à classe das cisteína proteinases, a catepsina B funciona na proteólise. No FGC, os macrófagos são os principais produtores de catepsina B. Verificou-se que as concentrações de catepsina B no FGC estavam elevadas em doentes com doença periodontal, mas eram mais baixas em doentes com gengivite (Anet et al .2007). .

Anet et al. realizaram um estudo para avaliar a utilização da catepsina B como um fator de previsão da perda de inserção. Quarenta e nove pacientes foram monitorizados após a terapia periodontal inicial durante 2 anos. Foi encontrado um total de 121 locais com perda de inserção (90 com perda rápida e 31 com perda gradual). Os níveis de catepsina B eram mais elevados nos locais com perda rápida do que nos locais de controlo emparelhados. Além disso, nos locais com perda gradual de inserção, os níveis de catepsina B eram elevados quando comparados com os locais de controlo emparelhados. Com um valor de corte de 7,5 pU/30 seg de amostra de FGC para a atividade total da catepsina B e 30 pU/uL para a concentração da enzima, foram obtidos resultados notáveis de 100% de sensibilidade e 99,8% de especificidade para ambos os parâmetros da catepsina B. A catepsina B pode ter uma utilização potencial para distinguir a periodontite da gengivite e para planear o tratamento e monitorizar os resultados do tratamento (Anet et al. 2007).

Metaloproteinases de matriz:

As metaloproteinases da matriz (MMPs) são metaloendopeptidases dependentes de zinco geneticamente distintas, mas estruturalmente relacionadas (Hernandez Rios et al. 2012). As MMPs são proteinases do hospedeiro responsáveis pela degradação e remodelação dos tecidos. São o principal grupo de enzimas responsáveis pela degradação da matriz extracelular. As MMPs degradam a matriz extracelular e potenciam ainda mais a proteólise e a inflamação através do processamento de substratos bioactivos não relacionados com a matriz, tais como citocinas, quimiocinas e factores de crescimento, e através da ativação de outras MMPs

As MMP partilham uma estrutura básica semelhante, composta por três domínios: o pró-peptídeo, o domínio catalítico e o domínio semelhante à hemopexina.

As 23 MMPs expressas em humanos podem ser classificadas em diferentes subgrupos com base nas suas estruturas primárias e especificidades de substrato:

Colagenases (MMP-1, -8 e -13),

Gelatinases (MMP-2 e -9),

MMPs do tipo membrana (MT-MMPs, MMP-14, -15, -16, -17, -24 e -25) e outras MMPs.

Em condições saudáveis, o aparelho do ligamento periodontal está protegido do ataque proteolítico mediado pelas metaloproteinases da matriz pelos inibidores tecidulares das metaloproteinases (TIMP) (Rai et al. 2008).

Colagenase-2 (MMP-8):

A metaloproteinase-8 da matriz (MMP-8) é a principal MMP colagenolítica nas FGC, e níveis elevados têm sido amplamente associados à gravidade da inflamação e da doença periodontal. A MMP-8 não só degrada os componentes primários da matriz extracelular do periodonto, como também regula a resposta imunitária. As MMPs influenciam a biodisponibilidade e a atividade biológica das citocinas através do processamento proteolítico de moléculas bioactivas não-matriz, modificando assim a sua atividade ou níveis biológicos.

O início da destruição do colagénio na periodontite é causado pela ação das colagenases, um subgrupo de MMP's. Durante a degradação periodontal progressiva, os colagénios gengivais e do ligamento periodontal são clivados por colagenases intersticiais derivadas de células hospedeiras.

A colagenase-2, também designada por MMP-8, é libertada durante a maturação dos PMNs na medula óssea. Uma vez produzida, torna-se glicosilada e é pré-armazenada nos grânulos subcelulares específicos, onde é subsequentemente libertada em grandes quantidades quando os PMNs são recrutados para um local de inflamação. A elevação da MMP-8 ativa foi previamente associada à conversão da gengivite em periodontite e à progressão da periodontite estabelecida. As concentrações repetidamente elevadas de MMP-8 no FGC, determinadas pela monitorização longitudinal das respostas periodontais durante a fase de manutenção após a destartarização e o planeamento radicular (SRP), foram associadas a uma falta de melhoria dos parâmetros clínicos.

Adicionalmente, foi relatado que o aumento de MMP-8 e IL-tp durante o primeiro ano de manutenção periodontal está associado a um aumento das probabilidades de perda de inserção subsequente; enquanto que níveis elevados de ICTP reticulado com piridinolina na linha de base resultaram num aumento das probabilidades de densidade óssea alveolar e perda de altura, impulsionado principalmente por um grupo placebo relacionado com o grupo experimental de terapia adjuvante SDD. Não foram encontradas associações entre os níveis de MMP-8 e a perda óssea (Rai et al. 2008). Em geral, os níveis de MMP-8 podem refletir a destruição dos tecidos moles e a resposta periodontal ao tratamento.

Mancini et al. não encontraram diferenças nos níveis de MMP-8 em pacientes com doença periodontal quando comparados com pacientes com gengivite (Mancini et al. 199). A partir desta investigação inicial, acreditava-se que a MMP-8 poderia servir como um marcador pró-inflamatório, mas não como um marcador discriminatório para a periodontite crónica e a gengivite (Anet S et al. 2008). No entanto, Mancini e colaboradores descobriram um aumento de 18 vezes da MMP-8 em pacientes com rutura ativa do tecido periodontal em comparação com pacientes em condições estáveis. A conclusão desta investigação indicou a potencial utilização da MMP-8 como teste de rastreio para a deteção da progressão ativa da doença.

Num estudo longitudinal que incluiu pacientes com gengivite, periodontite não progressiva e progressiva, foram observados níveis elevados de MMP-8 na progressão ativa da doença. Apesar da conhecida associação entre níveis elevados de MMP-8 e periodontite, as suas funções biológicas não estão completamente esclarecidas. Os modelos de ratinhos deficientes em MMP-8 revelam uma resposta inflamatória deficiente, caracterizada por uma infiltração anormal de neutrófilos e pela expressão de citocinas, como o fator de crescimento transformador (TGF)-^.

O recente desenvolvimento da periodontite induzida por *P. gingivalis* no modelo de ratinhos deficientes em MMP-8 mostrou inesperadamente uma extensa reabsorção óssea alveolar. Para além disso, a doença periodontal destrutiva tem sido associada a um risco acrescido de complicações cardiovasculares (Hernandez Rios et al. 2012).

Anet et al. introduziram uma cápsula de 20 mg de doxiciclina de baixa dosagem (LDD), que preservou a sua capacidade inibidora da proteinase para suprimir a degradação do tecido conjuntivo, mas sem capacidades antibióticas/ antimicrobianas. O grupo realizou vários estudos que demonstraram que a LDD pode funcionar como uma MMP através da supressão da atividade da colagenase no GCF e nos tecidos gengivais de pacientes com periodontite adulta. Para testar a hipótese de que o LDD poderia reduzir os níveis de fragmentos de colagénio do tipo ósseo no FGC, foram avaliados parâmetros clínicos (inflamação gengival, profundidade da bolsa e evidência radiográfica de perda óssea) que previam uma atividade excessiva das MMP nas bolsas periodontais de 18 pacientes adultos. Todos os pacientes receberam destartarização supragengival 1 mês antes da consulta de referência. Na consulta inicial e nas consultas subsequentes de 1 e 2 meses, foram recolhidas amostras de GCF. A análise Western blot determinou que a colagenase do tipo neutrófilo (MMP-8) estava aumentada na doença e substancialmente reduzida em aproximadamente 60% durante o protocolo de 2 meses de LDD (Anet et al. 2007).

Mancini et al. realizaram um estudo para explorar a presença de MMP-8 e colagenase-3, MMP-13, no fluido do sulco peri-implantar. Foram estudados quarenta e nove locais de implantes dentários selecionados aleatoriamente em 13 pacientes. Os implantes foram categorizados em três grupos de acordo com a quantidade de perda óssea na dimensão vertical: <1 mm, de 1 a 3 mm, ou >3 mm. Os resultados desta investigação mostraram que os níveis de MMP-8 e MMP-13 eram significativamente mais elevados no grupo de perda óssea >3 mm quando comparados com os grupos que tinham menos perda óssea (Mancini et al. 1999).

Halinen et al. realizaram um estudo para investigar a atividade da colagenase salivar em 9 crianças com síndrome de Down (SD) (9-17 anos de idade, 8 com um periodonto saudável). O estado periodontal foi avaliado pelo índice de placa visível (VPI), índice de sangramento gengival (GBI) e profundidade de sondagem. A atividade da colagenase e da gelatinase no fluido crevicular gengival (GCF) e nas amostras de saliva recolhidas dos doentes com SD e dos controlos foi avaliada por eletroforese em gel de poliacrilamida com dodecil sulfato de sódio/densitometria laser e por zimografia. Oito das nove crianças com SD apresentaram um periodonto comparável ao dos controlos saudáveis; a perda óssea alveolar foi observada radiograficamente no doente com SD com bolsas periodontais profundas. Foi sugerido que a presença de atividade de metaloproteinase de matriz activada derivada de

Os PMNs e/ou fibroblastos activados por citocinas podem, em parte, ser responsáveis pela destruição precoce do tecido periodontal e do osso alveolar observada em pacientes com síndrome de Down (Halinen et al. 1996).

Miller et al. realizaram um estudo para determinar se os biomarcadores salivares específicos para três aspectos da periodontite, ou seja, inflamação, degradação do colagénio e renovação óssea, se correlacionam com as caraterísticas clínicas da doença periodontal. Foi examinada a relação entre a doença periodontal e os níveis de interleucina-1 beta (IL-tp), metaloproteinase da matriz (MMP) - 8 e osteoprotegrina (OPG) na saliva total de 57 adultos (28 casos de indivíduos com doença periodontal moderada a grave e 29 indivíduos de controlo saudáveis). Os resultados mostraram que os níveis médios de IL-tp e MMP-8 na saliva eram significativamente mais elevados nos casos de doença periodontal do que nos controlos. Concluíram que os níveis salivares de MMP-8 e IL-tp parecem servir como biomarcadores da periodontite (Miller et al. 2006).

Gelatinase (MMP-9):

A gelatinase (MMP-9), outro membro da família das colagenases, é produzida pelos neutrófilos e degrada a substância fundamental extracelular do colagénio.

Anet et al. efectuaram um estudo longitudinal para avaliar a associação entre a perda recorrente de inserção e os níveis de MMP9. Foi pedido aos pacientes que enxaguassem e expectorassem, fornecendo amostras de enxaguamento do FGC com base no sujeito e não no local individual. Quando analisadas, foi registado um aumento de duas vezes nos níveis médios de MMP-9 em doentes com perda recorrente de aderência. Após a administração de metranidazol sistémico, as amostras de enxaguamento bucal dos doentes com concentrações iniciais elevadas de MMP-9 diminuíram significativamente. Tendo em conta estes resultados, a utilização futura da MMP-9 em diagnósticos orais pode servir melhor como guia na monitorização do tratamento periodontal (Anet et al .2007).

Rai et al. efectuaram um estudo para comparar os níveis de MMP-2 e MMP-9 no FGC e de MMP-8 em amostras de saliva de indivíduos saudáveis e de pacientes com gengivite e periodontite. Foram observadas MMP-8 salivar e MMP-9 crevicular significativamente mais elevadas nos casos de periodontite em comparação com gengivite e adultos saudáveis. Por outro lado, os níveis de MMP-2 crevicular em indivíduos com periodontite eram mais baixos do que os níveis em indivíduos com gengivite e saudáveis (Rai et al. 2008).

Makela et al. efectuaram um estudo para investigar a MMP-2 e a MMP-9 em fluidos orais de indivíduos saudáveis e de doentes com periodontite e a contribuição de diferentes células orais para a produção de enzimas. Os queratinócitos gengivais produziram principalmente MMP-9, enquanto os fibroblastos gengivais e do tecido de granulação expressaram MMP-2. O tecido glandular continha principalmente MMP-9, e o ARNm para MMP-9 também foi encontrado nas células epiteliais acinares. Os doentes com periodontite apresentavam níveis significativamente mais elevados de MMP-9 do que os indivíduos saudáveis. Além disso, a MMP-2 estava elevada nos doentes com periodontite. O tratamento periodontal reduziu drasticamente a quantidade de gelatinase. Este estudo mostra que as gelatinases são produzidas por várias células da cavidade oral. A quantidade de gelatinases é elevada durante a doença periodontal, enquanto o tratamento periodontal convencional reduz eficazmente o nível destas enzimas. Foi sugerido que a MMP-2 e a MMP-9 poderiam participar na destruição dos tecidos na periodontite (Makela et al. 1994).

Colagenase-3 (MMP-13):

A colagenase-3, referida como MMP-13, é outra MMP colagenolítica com uma especificidade de substrato excecionalmente ampla. A MMP-13 foi clonada pela primeira vez a partir do carcinoma da mama e considera-se que desempenha um papel importante na biologia do esqueleto. A MMP-13 é expressa por células epiteliais sulculares, células endoteliais, células semelhantes a macrófagos, fibroblastos, células plasmáticas e osteoblastos.

Anet et al. realizaram um estudo para determinar se a colagenase-3 (MMP-13) é expressa no epitélio da mucosa cronicamente inflamada. O exame de secções de tecido gengival humano de indivíduos com periodontite crónica do adulto com hibridização in situ revelou uma expressão marcada de MMP-13 nas células basais de algumas cristas de rete epiteliais que se expandem para o tecido conjuntivo. A coloração imuno-histoquímica demonstrou que estas células também expressavam fortemente a laminina-5, sugerindo que se tratava de células em migração ativa. A expressão de MMP-13 também foi detectada em células semelhantes a fibroblastos associadas a fibras de colagénio do tecido conjuntivo subepitelial inflamado. Concluiu-se que a expressão de MMP-13 é especificamente induzida em células epiteliais indiferenciadas durante a inflamação crónica devido à exposição a citocinas e colagénio (Anet et al.2007)

A MMP-13 também tem sido implicada na peri-implantite.   Anet et al .concluíram que os níveis elevados de MMP-13 e MMP-8 estavam correlacionados com a perda óssea vertical peri-implantar irreversível em redor de implantes dentários soltos (Anet et al. 2007). No futuro, a MMP-13 poderá ser útil para diagnosticar e monitorizar o curso da doença periodontal, bem como para acompanhar a eficácia da terapia.

Gangbar et al. realizaram um estudo em pacientes com periodontite adulta e periodontite juvenil local antes da terapia periodontal e alguns foram também avaliados longitudinalmente após a raspagem e planeamento radicular, administração de antibióticos e após cirurgia periodontal. Verificou-se que os níveis de colagenase ativa eram significativamente mais elevados (14 a 20 vezes) em doentes com AP e LJP em comparação com os controlos. Após o tratamento clínico, os níveis de colagenase ativa e de gelatinase foram reduzidos; a redução foi significativa para a colagenase ativa após o tratamento com tetraciclina e a destartarização em doentes com PLJ. Dos índices clínicos registados (índice gengival, índice de placa e profundidade de bolsa) não houve correlação significativa com a atividade enzimática, mas foram observadas tendências semelhantes entre as alterações na colagenase ativa e no índice gengival. Em pacientes com doença periodontal não tratada, a colagenase ocorreu predominantemente na forma ativa (Gangbar et al. 1990).

Mieloperoxidase:

A mieloperoxidase (MPO) derivada de neutrófilos está contida nos grânulos primários (azurófilos) dos neutrófilos e catalisa a formação de ácido hipocloroso (HOCl), um poderoso agente antibacteriano, que reflecte a intensidade do stress oxidativo (Hernandez Rios et al. 2012).

Os níveis de MPO no GCF foram previamente associados à gravidade da periodontite. Foram medidos o volume e a atividade da MPO no fluido crevicular gengival recolhido com tiras de papel de filtro durante 30 segundos do sulco de locais saudáveis, gengivite e periodontite de indivíduos chineses. A MPO/local e a MPO/pl GCF eram ambas maiores nos locais com gengivite e periodontite do que nos locais saudáveis.

A MPO pode inativar micróbios patogénicos através da geração de espécies reactivas de oxigénio, ativar oxidativamente proMMP-8 e 9 latentes, bem como inativar TIMPs. Assim, a MPO pode também potenciar oxidativamente as cascatas de MMP na destruição dos tecidos periodontais, tornando-se potencialmente deletéria.

Smith et al. realizaram um estudo no qual a gengivite foi induzida experimentalmente em 8 indivíduos humanos, utilizando uma cobertura de acrílico para cobrir os dentes na área experimental durante quaisquer procedimentos de higiene oral. As sobreposições foram utilizadas durante um período de 3 semanas, seguido de destartarização e polimento, após o que praticaram uma higiene oral normal. Em intervalos regulares durante o período experimental, foi recolhida saliva mista para o ensaio da atividade da peroxidase por procedimentos espectrofotométricos e de tira-teste e os índices de placa e gengival foram avaliados clinicamente. Foi observado um aumento considerável na atividade da peroxidase durante o período experimental, que diminuiu depois de a higiene normal ter sido retomada (Smith et al. 1984).

Over et al. realizaram um estudo para analisar a atividade da mieloperoxidase (MPO) encontrada na saliva de pacientes com periodontite rapidamente progressiva (PPR) e de pacientes com periodontite adulta (PA) em comparação com controlos. A atividade mais elevada da MPO foi encontrada no grupo RPP, sugerindo uma relação entre a atividade da MPO e a gravidade da degradação periodontal. O aumento da atividade da MPO foi atribuído ao aumento da infiltração e desgranulação dos PMNs (Over et al. 1993).

Suomalainen et al. realizaram um estudo para examinar a associação longitudinal de factores antimicrobianos não imunes selecionados do hospedeiro (peroxidase, lisozima e lactoferrina) com o estado da doença da periodontite juvenil localizada (PJL). A peroxidase, a lisozima e a lactoferrina foram quantificadas em sete pacientes com PJL antes e depois da terapia periodontal. As análises foram efectuadas a partir de amostras recolhidas simultaneamente de leucócitos nucleares polimorfos do sangue periférico (PMNs), fluido crevicular gengival (GCF de locais doentes) e saliva total estimulada em parafina. Também foram efectuados ensaios semelhantes em sete controlos periodontalmente saudáveis. Durante a fase não tratada da PJL, as concentrações de mieloperoxidase, lisozima e lactoferrina estavam notavelmente elevadas no sangue periférico. Os PMNs também reflectiram as suas elevadas concentrações no GCF. Todos estes valores normalizaram em relação aos controlos saudáveis durante a terapia periodontal. Não foram observadas alterações longitudinais semelhantes na saliva total, mas durante a terapia as concentrações de peroxidase salivar diminuíram abaixo dos valores de controlo (Suomalainen et al. 1996).

Calprotectina:

A calprotectina é uma proteína de 36 kDa composta por um complexo dimérico de subunidades de 8 e 14 kDa. Os neutrófilos são a principal fonte de calprotectina, embora outras células, como os monócitos e macrófagos activados e células epiteliais específicas, também sejam capazes de fabricar a proteína. A calprotectina actua como uma proteína de ligação ao cálcio e ao zinco com actividades antimicrobianas e antifúngicas. Além disso, a calprotectina desempenha um papel na regulação imunitária através da sua capacidade de inibir a produção de imunoglobulinas e, de particular interesse, o seu papel como proteína pró-inflamatória para o recrutamento e ativação de neutrófilos.

Em Periodontologia, Kido et al. efectuaram um estudo para identificar a Calprotectina no FGC e descobriram que os níveis de concentração do FGC em doentes com doença periodontal eram superiores aos do FGC de indivíduos saudáveis. A expressão de Calprotectina a partir de células inflamatórias parece oferecer proteção das células epiteliais contra a ligação e invasão por *P.gingivalis* (Kido et al.1997).

Na doença periodontal, a Calprotectina parece melhorar a resistência à *P. gingivalis*, aumentando a proteção da barreira e as funções imunitárias inatas do epitélio gengival.

Osteonectina:

Referida como proteína secretada, ácida e rica em cisteína e proteína da membrana basal (BM-40), a osteonectina é um polipéptido de cadeia simples que se liga fortemente à hidroxiapatite e a outras proteínas da matriz extracelular, incluindo o colagénio. Devido à sua afinidade para o colagénio e a hidroxiapatite, a osteonectina tem sido implicada nas fases iniciais da mineralização dos tecidos (Anet et al. 2007).

Num estudo transversal, foram analisadas amostras de FGC de pacientes com gengivite, em estados de doença periodontal moderada ou grave. Utilizando um ensaio de dot blot, tanto a osteonectina como o N-propeptídeo alfa I do colagénio tipo I estavam significativamente aumentados em pacientes com doença periodontal. Além disso, as concentrações de proteínas encontradas no FGC foram elevadas à medida que as medidas de profundidade de sondagem aumentaram nos locais avaliados. Na análise final deste estudo, a osteonectina pareceu ser o marcador mais sensível para a deteção do estado da doença periodontal, quando comparada com o N-propeptídeo alfa I do colagénio tipo I (Anet et al. 2007).

Osteopontina (OPN):

A OPN é um polipéptido de cadeia simples com um peso molecular de aproximadamente 32 600 (Giannobile et al. 2000). Encontra-se no rim, no sangue, na glândula mamária, nas glândulas salivares e no osso. Na matriz óssea, a OPN está altamente concentrada nos locais onde os osteoclastos estão ligados à superfície mineral subjacente, ou seja, nas áreas de ligação da zona clara da membrana plasmática. No entanto, uma vez que a OPN é produzida tanto por osteoblastos como por osteoclastos, tem uma função dupla na maturação e mineralização óssea, bem como na reabsorção óssea.

Kido et al. efectuaram um estudo para investigar a presença de OPN no FGC e a correlação entre estes níveis e as medidas de profundidade de sondagem de pacientes periodontalmente saudáveis e doentes. Os resultados deste estudo revelaram que a OPN podia ser detectada no FGC e que o aumento dos níveis de OPN coincidia com o aumento das medidas de profundidade de sondagem (Kido et al. 2001).

Kido et al. publicaram recentemente os resultados de uma investigação sobre a OPN do GCF. Um total de 45 indivíduos foram divididos em três grupos (saudável, gengivite e periodontite crónica) com base no exame clínico, no índice gengival modificado, nas pontuações do índice de doença periodontal de Ramjford e na evidência radiográfica de perda óssea. O grupo com periodontite crónica recebeu subsequentemente terapia não cirúrgica e as amostras de GCF foram novamente recolhidas 6 a 8 semanas após o tratamento. Os resultados indicaram que as concentrações de OPN do FGC aumentaram proporcionalmente com a progressão da doença e que, quando foi efectuado um tratamento periodontal não cirúrgico, os níveis de OPN do FGC foram significativamente reduzidos (Kido et al. 2001).

Cistatinas:

Blankenvoorde et al. realizaram um estudo para analisar a atividade da cistatina e as diferentes isoformas de cistatina em amostras de fluido crevicular gengival e saliva de nove doentes com periodontite. Todas as amostras de fluido crevicular, que foram recolhidas com pontas de papel de filtro, apresentaram uma atividade de cistatina que variou entre 7-67 unidades/mg de proteína. A atividade média da cistatina (24 unidades/mg de proteína) foi significativamente inferior à das amostras de saliva (média de 93 unidades/mg de proteína). As isoformas de cistatina no fluido crevicular foram ainda caracterizadas por immunoblotting com anticorpos específicos contra a cistatina C, S, SN e A. Embora estivessem claramente presentes na saliva, a cistatina C, a cistatina S e a cistatina SN não puderam ser detectadas em nenhuma das amostras de fluido crevicular. Notavelmente, a cistatina A foi encontrada em todos os fluidos creviculares, bem como nas amostras de saliva. Concluiu-se que a atividade da cistatina encontrada no fluido crevicular é causada, pelo menos parcialmente, pela cistatina A. Além disso, o fluido crevicular gengival não é um contribuinte importante da atividade da cistatina C, S e SN na saliva (Blankenvoorde et al. 1997).

Fibronectina:

Gibbons et al. efectuaram um estudo para examinar as enzimas de degradação da fibronectina na saliva de adultos periodontalmente saudáveis. Foi avaliada a saliva inteira não estimulada recolhida imediatamente após o despertar e amostras recolhidas após a escovagem dos dentes. Foi observada uma maior atividade proteolítica na saliva recolhida imediatamente após o despertar e os níveis de atividade enzimática correlacionaram-se com o estado de limpeza. Concluiu-se que as alterações na limpeza oral podem contribuir para as rápidas flutuações das proteases salivares e da fibronectina das células epiteliais (Gibbons et al. 1986).

Bratthall et al. realizaram um estudo para avaliar as concentrações de fibronectina crevicular antes e depois do tratamento convencional da gengivite e para determinar se a concentração de fibronectina na saliva total seria afetada concomitantemente. A fibronectina foi encontrada nas fendas gengivais e na saliva total não estimulada e estimulada por parafina em amostras pré e pós-tratamento. Não houve diferenças estatisticamente significativas entre as concentrações de fibronectina antes e depois do tratamento, quer expressas como microgramas de fibronectina/microgramas de proteína ou como microgramas de fibronectina/ml de saliva (Bratthall et al. 1988).

Lamberts et al. efectuaram um estudo para determinar se era possível encontrar uma relação entre o nível de fibronectina salivar e o estado da doença periodontal. Foi recolhida saliva não estimulada de 20 recrutas navais saudáveis e 20 com doença periodontal. Os indivíduos com doença periodontal incluíam 10 com periodontite juvenil localizada e 10 com periodontite moderada a grave. Apesar de 2 dos indivíduos com doença periodontal apresentarem níveis de fibronectina invulgarmente elevados, o nível médio dos restantes 18 indivíduos não diferiu significativamente da média do grupo saudável, e não foi observada qualquer associação entre o estado da doença periodontal e o conteúdo de fibronectina salivar. Consequentemente, não era evidente, a partir dos níveis de fibronectina salivar, que o conteúdo do fluido crevicular gengival na saliva total não estimulada diferisse significativamente entre pessoas com ou sem doença periodontal grave, exceto possivelmente para casos extremos de doença (Lamberts et al. 1998).

Lisozima e Lactoferrina:

Markkanen et al. realizaram um estudo para examinar as concentrações de IgA, lisozima e beta 2-microglobulina (beta 2-m) quantificadas em saliva mista estimulada por cera de 28 pacientes com periodontite grave e de 28 controlos saudáveis. Foram determinadas as correlações mútuas entre a IgA, a lisozima e a beta 2-m. Em pacientes com periodontite, foram detectadas concentrações diminuídas de lisozima quando comparadas com controlos (Markkanen et al. 1986).

Jalil Ra et al. efectuaram um estudo no qual foi recolhida saliva total em repouso e estimulada de 94 crianças com idades compreendidas entre os 12 e os 14 anos e analisada quanto à presença de tiocianato, hipotiocianite, lisozima "livre" e "total", lactoferrina e IgA secretora. Foram efectuadas avaliações clínicas das quantidades de placa bacteriana e de inflamação gengival, e a placa bacteriana foi recolhida para determinação do peso seco. Foi observada uma relação inversa entre as concentrações de tiocianato salivar, tanto na saliva em repouso como na saliva estimulada, e as quantidades de placa bacteriana e de inflamação gengival nestes indivíduos. A concentração de lactoferrina na saliva estimulada estava diretamente relacionada com a quantidade de placa bacteriana e gengivite. A concentração de lisozima na saliva estimulada estava diretamente relacionada com a quantidade de placa bacteriana, e a concentração de lisozima "livre" na mesma saliva estava diretamente relacionada com a quantidade de gengivite. A análise de agrupamento identificou três grupos de indivíduos com diferentes perfis na saliva total em repouso e, em particular, com diferentes níveis de IgA secretora (Jalil Ra et al .1993).

Imunoglobulinas:

A imunoglobulina predominante na saliva é a IgA secretora (sIgA), derivada das células plasmáticas das glândulas salivares. Embora as glândulas salivares menores desempenhem um papel importante na imunidade mediada por sIgA da cavidade oral, as células da glândula parótida são responsáveis pela maior parte da IgA encontrada na saliva. Existem duas subclasses de IgA - IgA1 e IgA2. A IgA1 predomina no soro, enquanto a IgA2 se encontra em concentrações mais elevadas nas secreções externas (Delacroix et al. 1982).

Lindstrom et al. realizaram um estudo para examinar o conteúdo de IgA na saliva total e parótida em indivíduos humanos normais e em indivíduos afectados por doença periodontal. As medições imunológicas foram efectuadas através de um método de difusão em gel previamente descrito. Foram encontrados níveis elevados de IgA na saliva total de pacientes com doença periodontal, enquanto que foram observados níveis normais de IgA no soro e na saliva parotídea de todos os indivíduos estudados, independentemente do seu estado periodontal. Concluiu-se que os níveis elevados de IgA na saliva total se deviam ao aumento da fuga de IgA através do fluido gengival (Lindstrom et al. 1973).

Sandholm et al. realizaram um estudo para avaliar a IgA, IgG e IgM salivares na saliva total de 21 doentes com periodontite juvenil (PJ), 27 irmãos saudáveis e 17 controlos saudáveis com idades equivalentes. No grupo JP, as concentrações de IgA estavam aumentadas, com uma média de 188 ±32,5 (SE) mg/L em comparação com a média de 139 ±21,2 mg/L nos seus irmãos saudáveis e 130 ±24,5 mg/L nos controlos. Foi encontrada uma elevação na quantidade de IgG nos doentes com JP 45,6 ±12,5 mg/L em comparação com 18,1 ±5,9 mg/L nos irmãos e 21,0 ±5,6 mg/L nos controlos. A média de IgM foi de 22,5 ±5,4 mg/L no grupo de doentes com PP, 13,3 ±2,9 mg/L nos irmãos e 8,7±1,6 mg/L nos controlos. Concluiu-se que os níveis eram mais elevados nos doentes com periodontite juvenil em comparação com os irmãos e controlos saudáveis (Sandholm et al. 1987).

Eggert et al. relataram que a saliva de doentes com periodontite tratados tinha níveis de IgA e IgG mais elevados do que a saliva de indivíduos de controlo. Estes níveis mais elevados de anticorpos foram observados para agentes patogénicos periodontais (P. *gingivalis* e *Treponemadenticola),* mas também para o habitante normal da cavidade oral *Streptococussalivarius* (Eggert et al. 1987).

Gregory et al. realizaram um estudo para medir a concentração de IgG e IgA salivares e os níveis de anticorpos IgG e IgA salivares contra *Actinobacillusactinomycetemcomitans* Y4 por ELISA em 205 pessoas, incluindo pacientes com periodontite juvenil e adulta, bem como indivíduos saudáveis. Em comparação com a concentração observada em indivíduos com um periodonto saudável, foi encontrada uma concentração significativamente aumentada de IgG salivar em 34% dos pacientes com periodontite adulta moderada e em 57% dos pacientes com periodontite adulta grave. O nível de IgA salivar foi menos influenciado pela condição periodontal. O nível de anticorpo IgG salivar para A. *actinomycetemcomitans* foi significativamente elevado em 55% dos pacientes com periodontite juvenil não tratada e em 28% dos pacientes tratados para JP. 28% dos pacientes com periodontite adulta tinham um nível significativamente elevado de anticorpo IgG para A. *actinomycetemcomitans* Y4. Os níveis significativamente elevados de anticorpos IgA para esta bactéria foram encontrados com menos frequência, 27% na PJ não tratada, 20% na PJ tratada e 17% na periodontite adulta (Gregory et al.1998).

Um estudo referiu que a saliva total dos doentes com PLJ apresentava níveis significativamente mais elevados de enzimas de degradação de imunoglobulinas do que os controlos saudáveis correspondentes em termos de idade e raça. Os resultados sugerem que as enzimas proteolíticas das imunoglobulinas são importantes factores de virulência de várias bactérias periodontais. O tratamento de IgG com P. *gingivalis*, A. *actinomycetemcomitans* e C. *ochracea* SF resultou em padrões de degradação semelhantes. Os autores propuseram que a produção de tais enzimas pelos agentes patogénicos periodontais poderia proporcionar a estes organismos uma vantagem ecológica. A observação de uma maior atividade de clivagem da Ig no fluido crevicular e na saliva em doentes com PLJ sugeriu um papel para as enzimas proteolíticas da Ig na PLJ (Sandholm et al. 1987).

Schenck et al. mediram os níveis séricos de IgG, IgA e IgM e de anticorpos IgA salivares reactivos com extractos de *Actinobacillusactinomycetemcomitans*, Porphyromonas *gingivalis, Eubacteriumsaburreum* e *Streptococcus mutans*, através de um ensaio de imunoabsorção enzimática em amostras de 12 pessoas antes, durante e depois da gengivite experimental. Foram colhidas amostras de soro e saliva, antes e durante o período de gengivite experimental, e até 8 semanas após o início da experiência. Foi sugerido que níveis elevados de IgA salivar dirigida contra bactérias na placa dentária poderiam proteger contra o desenvolvimento de gengivite (Schenck et al. 1993).

Neiminen et al. efectuaram um estudo para descobrir qualquer possível correlação entre anticorpos específicos contra *Actinobacillusactinomycetemcomitans* (A.a.) no soro e na saliva. O grupo de teste era constituído por 38 pacientes com idades compreendidas entre os 31 e os 68 anos (média de 49) com periodontite avançada. Os anticorpos IgG e IgA específicos na saliva correlacionaram-se de forma altamente significativa com os valores de anticorpos correspondentes no soro entre os pacientes do grupo de teste. Concluiu-se que, entre os pacientes com periodontite adulta grave, a amostra de saliva menos invasiva tem um valor de diagnóstico igual ao da amostra de soro relativamente aos anticorpos específicos contra A.a (Neiminen et al. 1993).

Bokor et al. efectuaram um estudo para estabelecer a concentração de imunoglobulina A na saliva e para determinar uma possível relação entre esta concentração e a intensidade da inflamação gengival. O estudo incluiu 30 pessoas saudáveis com uma idade média de 37,5 anos, nas quais foi diagnosticada periodontite após exame clínico e análise de raios X. O grupo de controlo era constituído por 30 pessoas saudáveis com uma idade média de 23,0 anos e com um periodonto saudável. Foi estabelecido que em pessoas com maior intensidade de inflamação gengival os valores de imunoglobulina A na saliva estão diminuídos

(Bokor et al. 1997).

Outras proteínas:

Fator de ativação das plaquetas:

Garito et al. realizaram um estudo para examinar os níveis do fator de ativação plaquetária (PAF). Um potente mediador fosfolípido da inflamação foi estudado na saliva total recolhida de 69 indivíduos. Foi observada uma correlação positiva significativa entre o nível de PAF na saliva e as medidas de inflamação periodontal, ou seja, a percentagem de locais com profundidades de sondagem superiores a 4 mm, o número de locais com hemorragia e o número de PMNs identificados histologicamente na saliva (Garito et al. 1995).

Rasch et al. realizaram um estudo para fornecer uma avaliação longitudinal do efeito da terapia periodontal inicial (instrução de cuidados em casa, profilaxia e destartarização/planeamento radicular) nos níveis de PAF salivar em pacientes adultos com periodontite crónica. Os níveis salivares iniciais de PAF diminuíram após o controlo da placa supragengival e foram ainda mais reduzidos após a destartarização e o alisamento radicular. Os níveis salivares de PMN foram significativamente reduzidos e as estimativas clínicas da doença periodontal foram significativamente melhoradas; ou seja, houve uma diminuição da percentagem de locais com hemorragia à sondagem e profundidade de sondagem. Assim, a terapia periodontal inicial reduziu os níveis salivares de PAF em conjunto com melhorias nas estimativas clínicas da inflamação periodontal marginal e sub marginal, sugerindo que o PAF pode participar em eventos inflamatórios durante a lesão e doença dos tecidos periodontais (Rasch et al., 1995).

Fator de crescimento epidérmico:

Hormia et al. realizaram um estudo para comparar as concentrações salivares do fator de crescimento epidérmico (EGF) em pacientes com periodontite juvenil (JP) e controlos periodontalmente saudáveis. Foram examinadas as concentrações de EGF e as taxas de secreção de EGF em condições padronizadas na saliva estimulada e não estimulada e estudada a expressão do recetor de EGF (EGF-R) nos seus tecidos gengivais. Os resultados mostraram que a concentração média de EGF (pmol/ml) era ligeiramente mais elevada nos doentes com JP do que nos controlos. A taxa elevada de secreção salivar de EGF nos doentes com JP pode estar associada aos mecanismos patogénicos da periodontite juvenil (Hormia et al. 1993).

Fator de crescimento endotelial:

Taichman et al. documentaram que o fator de crescimento endotelial vascular (VEGF), uma citocina angiogénica potente e multifuncional, é um componente da saliva humana normal. O VEGF foi medido por ELISA na saliva total (concentração mediana, 460 pg/ml) e nas secreções ductais obtidas das glândulas salivares parótidas (277 pg/ml) e submandibulares-sublingual (80 pg/ml). O VEGF parece ser sintetizado endogenamente pelas glândulas salivares porque tanto o mRNA como a proteína do VEGF (como revelado por transcriptase-PCR reversa in situ e por imunohistoquímica, respetivamente) co-localizam-se nas células acinares serosas e nas células epiteliais ductais das glândulas parótidas, submandibulares e salivares menores. Estes resultados apontam para a existência de um "sistema VEGF salivar". É possível que o VEGF salivar desempenhe um papel na regulação das respostas angiogénicas fisiológicas e patológicas e outras respostas vasculares nos tecidos salivares e mucosos. E, em particular, a presença de VEGF na saliva pode contribuir para a notável capacidade de cicatrização da mucosa oral, bem como de outras regiões do trato digestivo (Taichman et al. 1998).

Células inflamatórias:

Raeste et al. estimaram a taxa de migração de leucócitos (OMR) através de contagens de enxaguamentos bucais sequenciais em 81 indivíduos humanos, com o objetivo de avaliar a sua utilidade como teste laboratorial de inflamação oral. A periodontite foi utilizada como modelo, e nem os doentes nem os controlos apresentavam qualquer outra inflamação oral. Os pacientes com periodontite avançada, mas com destruição periodontal aproximadamente do mesmo nível, foram divididos em dois grupos, fase aguda e fase crónica. O número médio de leucócitos que entram na cavidade oral em 30s foi estimado nestes dois grupos. Nos mesmos pacientes, a diferença entre a contagem de células no primeiro enxaguamento e o nível de OMR foi estimada, para testar se poderia ser tomada para indicar o grau de agudização da inflamação (GAI). A RMO e o GAI foram avaliados nos pacientes com periodontite após o tratamento inicial e no seguimento 1 ano após a conclusão do tratamento completo, que incluiu quase sempre procedimentos cirúrgicos. Os resultados indicam que a RMO reflecte a existência de inflamação oral e pode ser utilizada como um teste laboratorial com as mesmas reservas que a contagem de glóbulos brancos para a inflamação sistémica (Raeste et al .1978).

Queratinas epiteliais:

Mclaughlin et al. efectuaram um estudo para determinar se existia alguma relação entre o material positivo para queratina no fluido crevicular gengival e o estado clínico periodontal. As queratinas foram selecionadas como indicadores putativos da degradação das células epiteliais e das proteínas cito-esqueléticas. O material positivo para queratina foi determinado por um ensaio de imunoabsorção enzimática. A concentração de queratina nas amostras de fluido crevicular gengival foi significativamente maior nos locais que apresentavam sinais de gengivite e periodontite do que nos locais saudáveis. Não foram detectadas diferenças entre os locais que apresentavam gengivite e periodontite. Estes resultados sugerem que a concentração de queratina no fluido crevicular gengival pode servir como um marcador de danos gengivais (Mclaughlin et al. 1996).

Marcadores microbianos:

Das mais de 600 espécies bacterianas que foram identificadas na placa subgengival, apenas um pequeno número foi sugerido como tendo um papel causal na patogénese de doenças periodontais destrutivas no hospedeiro suscetível. Além disso, os avanços tecnológicos em metodologias como a análise dos genes bacterianos do ARN ribossómico 16S indicam que podem existir várias centenas de espécies adicionais de bactérias ainda não identificadas.

Vários agentes patogénicos periodontais específicos têm sido implicados nas doenças periodontais, incluindo *Tanerellaforsythensis,* Porphyromonas *gingivalis* e *Treponemadenticola.* Estes três organismos são membros do ""complexo vermelho"" de bactérias (exibem atividade benzoil-DL-arginina-naftilamida, ou BANA) que estão altamente implicados na progressão das doenças periodontais. *O Actinobacillusactinomycetemcomitans* tem sido associado a formas de início precoce da doença periodontal e à periodontite agressiva, enquanto as bactérias do complexo vermelho estão associadas à periodontite crónica.

De Jong et al. efectuaram um estudo para examinar o crescimento e a recuperação de microrganismos a partir de amostras de placa dentária em placas de ágar-saliva, preparadas a partir de saliva total esterilizada por cera e filtrada. Quando a placa supragengival foi colocada em placas de ágar-saliva e de ágar-sangue, a composição da microflora isolada do ágar-saliva assemelhava-se fortemente à isolada do ágar-sangue. As espécies predominantes, ou seja, Streptococcus e Actinomyces, cresceram todas em ágar-saliva, embora normalmente em números um pouco inferiores aos do ágar-sangue. Para além disso, a maioria das espécies normalmente encontradas apenas em proporções reduzidas na placa dentária supragengival também cresceram em ágar-saliva.

Coletivamente, os resultados levam à conclusão de que a microflora supragengival pode utilizar a saliva como uma fonte completa de nutrientes (De Jong et al. 1986).

Lennart Bragd et al. efectuaram um estudo para avaliar a associação estatística de *Actinobacillusactinomycetemcomitans,* Bacteroidesgingivalise

Bacteroidesintermedius com periodontite progressiva. 146 adultos com uma história de periodontite avançada contribuíram com 105 sítios periodontais "não progressivos" e 130 "progressivos". A atividade da doença periodontal foi avaliada por alterações radiográficas no nível do osso alveolar da crista. A proporção subgengival das 3 bactérias testadas foi determinada por cultura selectiva e não selectiva. A relação entre as proporções bacterianas e a progressão da doença foi avaliada utilizando análises de subgrupo e de regressão múltipla. As 3 bactérias testadas tiveram de ser consideradas para distinguir a periodontite não progressiva da progressiva com uma sensibilidade razoavelmente elevada. Uma taxa de recuperação inferior a 0,01% para A. *actinomycetemcomitans,* 0,1% para B. *gingivalis* e 2,5% para B. *intermedius* definiu um local com doença não progressiva com 87% de sensibilidade e 84% de especificidade. Utilizando valores transformados das taxas de recuperação bacteriana e critérios de teste óptimos determinados por análise de regressão múltipla, foi possível obter sensibilidades entre 83% e 95% e especificidades entre 86% e 69%. Esta informação pode revelar-se útil na procura contínua de um ensaio fiável para determinar a atividade da doença periodontal (Lennart Bragd et al.1987).

Askikainen et al. examinaram a recuperação de *Actinobacillusactinomycetemcomitans* simultaneamente de locais subgengivais à volta dos dentes e do dorso da língua e/ou saliva. Quando A. *actinomycetemcomitans* foi recuperado de locais subgengivais, também foi encontrado em 56,3%, 69,9% e 35,9% das amostras emparelhadas da língua e da saliva estimulada e não estimulada, respetivamente. Não foram observadas diferenças na taxa de deteção de A. *actinomycetemcomitans* na língua ou na saliva estimulada entre os indivíduos com periodonto saudável ou doente. Concluiu-se que a procura de métodos de amostragem não invasivos, económicos e fáceis de executar para a recuperação de amostras orais de A. *actinomycetemcomitans* da saliva estimulada e da língua pode revelar-se útil na Periodontologia clínica (Askikainen et al.1992).

Bowden sugeriu que o número de células bacterianas de uma determinada espécie na saliva não estimulada pode indicar se esse microrganismo está a crescer ativamente na placa bacteriana (Bowden 1997).

Smith et al. efectuaram um estudo para comparar a presença de 6 bactérias periodontopáticas na saliva total e na placa subgengival de 202 indivíduos. As bactérias de teste foram identificadas utilizando um método de deteção por PCR baseado no rRNA 16S. Cada sujeito do estudo contribuiu com uma amostra de saliva total e uma amostra de ponta de papel, recolhida da bolsa periodontal mais profunda em cada quadrante da dentição. O teste revelou uma concordância razoável entre a presença de Porphyromonas *gingivalis, Prevotellaintermedia* e *Treponemadenticola* em amostras de saliva total e de bolsa periodontal. A Prevotella *nigrescens* também foi detectada mais frequentemente na saliva total do que nas amostras de bolsas periodontais. Os resultados indicam que a saliva total é superior às amostras de bolsas periodontais agrupadas para detetar P.*gingivalis*, P. *intermedia*, P. *nigrescens* e T. *denticola* na cavidade oral. A deteção de A. *actinomycetemcomitans* e B. *forsythus* orais com uma precisão razoavelmente boa pode exigir amostras de saliva total e de bolsas periodontais (Smith et al. 1989).

Eros et al. realizaram um estudo para determinar se a presença de antigénios bacterianos para Porphyromonas *gingivalis* (Pg), *Prevotellaintermedia* (Pi), e Actinobacillusactinomycetemcomitans (A.a) na placa subgengival de pacientes com periodontite após o tratamento periodontal estava associada à perda óssea alveolar progressiva. Foram estudados 39 indivíduos em bom estado de saúde geral, previamente diagnosticados com periodontite em adultos e que ainda apresentavam uma profundidade de sondagem >5 mm em 2 a 6 dentes. Todos os indivíduos foram tratados com destartarização e alisamento radicular. Metade dos indivíduos foi aleatoriamente designada para receber doxiciclina sistémica adjuvante (200 mg no 1º dia, depois 100 mg por dia durante 21 dias). Foram recolhidas amostras de placa subgengival no início, 1, 3 e 6 meses após a terapia. Foi utilizado um teste ELISA modificado (Evalusite) para testar os antigénios da placa associados a P. *gingivalis,* P. *intermedia* e A. *actinomycetemcomitans.* A perda óssea alveolar progressiva foi determinada utilizando radiografia de subtração digital com radiografias padronizadas tiradas no início e 6 meses após o tratamento. A presença de P. *gingivalis* na placa bacteriana após o tratamento foi significativamente associada à perda óssea progressiva. Em contraste, a presença de P. *intermedia* na placa após o tratamento não foi indicativa de perda progressiva. Demasiados poucos locais tinham evidências de A. *actinomycetemcomitans* para serem passíveis de análise estatística. Nenhuma diferença significativa na perda óssea foi atribuída à terapia antibiótica sistémica. Concluiu-se que a presença de P. *gingivalis* na placa após o tratamento pode ser indicativa de perda óssea alveolar progressiva (Eros et al. 2000).

Marcadores biológicos genéticos:

As neoplasias e a pancreatite crónica desencadeiam um padrão de expressão genética específico. A investigação moderna na área da biologia molecular torna possível detetar o ARNm para o gene caraterístico associado a uma entidade de doença específica (Andrz et al. 2011).

DMXL2:

O produto da expressão do gene DMXL2 é a BAP connectin 3, que serve de suporte às proteínas MADD e RAB3Ga. Estas estão localizadas nas vesículas sinápticas. É um regulador funcional da via notch. Este gene é expresso nos neurónios da pirâmide do córtex motor e somato-sensorial e nos músculos do esqueleto. No pâncreas saudável, o nível de expressão deste gene é escasso ou inexistente. Este facto constitui uma base teórica para considerar a expressão deste gene como um potencial marcador de patologias pancreáticas.

DPMI:

A DPM1 codifica a dolichol-fosfato-manosiltransferase. É uma enzima localizada na parte interna do sarcoplasma e é responsável pela glicosilação de proteínas através da asparagina. Participa também na angiogénese. O bloqueio da atividade da DPM1 provoca a paragem do ciclo celular na fase G1 e induz a apoptose. Por conseguinte, suspeita-se que esta proteína desempenhe um papel na cancerogénese do pâncreas.

ACRV1:

ACRV1 é uma proteína acrossómica humana. O produto da sua expressão pertence ao grupo SP10. Este gene é naturalmente expresso nas células da espermatogénese, onde desempenha um papel fundamental na maturação dos espermatozóides. A sua expressão é reprimida pela proteína TDP 43. Até à data, a expressão deste gene tem sido específica para as células reprodutoras.

Em estudos clínicos, ficou provado que a análise da expressão dos genes acima referidos permite diferenciar os doentes com cancro do pâncreas dos do grupo de controlo com uma sensibilidade de 93,3% e uma especificidade de 90% para cada teste. Para além da expressão do ARNm destes genes, a análise complementar de marcadores biológicos permite discriminar os doentes com cancro do pâncreas de outros doentes, incluindo os doentes com inflamação crónica e os indivíduos saudáveis, com uma sensibilidade de 92,9% e uma especificidade de 85,5%.

Biomarcadores nas CGF:

[th]A presença de GCF é conhecida desde o século XIX, mas a sua composição e possíveis papéis nos mecanismos de defesa oral foram elucidados pelo trabalho pioneiro de Waerhaug e Brill e Krasse na década de 1950. De acordo com Armitage, mais de 65 constituintes dos GCF foram avaliados como potenciais marcadores de diagnóstico da progressão da doença

periodontal (Armitage 2004).

Estes marcadores podem ser divididos em grupos

- enzimas derivadas do hospedeiro e seus inibidores,

- mediadores inflamatórios,

- modificadores de resposta do anfitrião, e

- Subprodutos da degradação dos tecidos.

A predominância de enzimas associadas à degradação dos tecidos enfatiza claramente a importância da resposta inflamatória na patogénese da periodontite. Alguns destes marcadores, bem como alguns outros, têm recebido especial atenção em termos de aplicação clínica e tentativas de desenvolvimento de kits de teste comerciais.

São examinados os potenciais marcadores inflamatórios e imunitários que podem detetar a gravidade ou a atividade da doença periodontal. São considerados os papéis dos factores inflamatórios e imunitários que passam dos tecidos para o fluido crevicular gengival (GCF). A amostragem do FGC é uma parte necessária de todos os testes de diagnóstico baseados em factores dos tecidos gengivais e periodontais. Os factores inflamatórios e imunitários encontrados no FGC são revistos com referência especial à resposta imunitária humoral, ao complemento, às citocinas e às prostaglandinas (Eley et al. 1998).

Offenbacher et al. realizaram um estudo para avaliar os níveis de prostaglandina e tromboxano B2 no fluido crevicular gengival com periodontite progressiva em macacos Rhesus. Dividiram os macacos experimentais em 4 grupos. 3 grupos foram tratados com flurbiprofeno. 3 grupos mostraram a redução da perda de inserção. No único grupo não tratado, os animais apresentaram níveis 3 vezes mais elevados de prostaglandina e tromboxano B2 no FGC em comparação com os valores de base. O aumento dos níveis de

PGE2 e TXb2 correlacionou-se positivamente com a diminuição da perda de inserção, hemorragia, vermelhidão e perda óssea alveolar. Os níveis de PGE2 no FGC aumentaram 6 vezes em 6 meses e atingiram o valor de referência em 12 meses, enquanto o flurbiprofeno diminuiu os níveis de TXB2 em 3 meses, mas não afectou os níveis de PGE2 (Offenbacher et al.1989).

Nakashima et al. realizaram um estudo para examinar a relação de possíveis parâmetros bioquímicos creviculares com a perda de inserção (ALOSS), 330 locais de 8 pacientes adultos não tratados foram monitorizados longitudinalmente em intervalos de 3 meses, até 1 ano. Os níveis de fixação foram medidos com uma sonda de deteção de força e um stent acrílico em duplicado em cada ponto do estudo. Foram recolhidas amostras creviculares que foram utilizadas para a determinação dos 11 marcadores seguintes: número de leucócitos polimorfonucleares (PMNs), prostaglandina E2 (PGE2), osteocalcina (OC), fosfatase alcalina (ALP), colagenase (COL), beta-glucuronidase (BG), elastase antigénica e funcional (AEL e FEL), alfa-1 antitripsina (a1AT), alfa-2 macroglobulina (a2M) e aspartato aminotransferase (AST). Foram identificados 10 locais com ALOSS de > ou = 1,5 mm por 3 meses (locais activos) e 43 locais com alterações negligenciáveis (locais inactivos). Verificou-se que as quantidades totais de ALP, BG e COL eram significativamente mais elevadas nos locais activos do que nos locais inactivos, antes de uma ALOSS significativa, sem quaisquer diferenças significativas em
volume do fluido crevicular e índices clínicos. Quando os parâmetros bioquímicos foram expressos como rácios para o número de PMNs, a PGE2/ PMNs foi significativamente elevada em locais activos. A capacidade destes parâmetros individuais para distinguir entre locais activos e inactivos foi limitada. No entanto, a análise discriminada linear utilizando as quantidades totais de PGE2, COL, ALP, a2M, OC e AEL revelou valores de diagnóstico mais significativos. Estes resultados sugerem que a combinação de vários parâmetros bioquímicos no fluido crevicular poderia fornecer mais informações para prever a futura

perda de inserção clínica (Nakashima et al. 1996).

Yalcin et al. realizaram um estudo para avaliar os efeitos do tratamento periodontal nos índices clínicos, incluindo o índice de placa, o índice gengival, a profundidade de sondagem e os níveis de prostaglandina E2 no fluido crevicular gengival de 22 mulheres grávidas no primeiro, segundo e terceiro trimestres. A terapia periodontal inicial, que consistia em destartarização, alisamento radicular e instrução de higiene oral, foi efectuada no início do primeiro trimestre e repetida em cada trimestre. As concentrações de prostaglandina E2 no fluido crevicular gengival foram determinadas utilizando um kit de imunoensaio enzimático disponível no mercado. Os resultados do estudo mostram que a terapia periodontal resultou numa melhoria dos parâmetros clínicos. Verifica-se também uma diminuição estatisticamente significativa dos níveis de prostaglandina E2 no segundo e terceiro trimestres após a terapia periodontal. A correlação entre as concentrações de prostaglandina E2 e os parâmetros clínicos é considerada não significativa. Os dados indicam que os níveis de prostaglandina E2 no fluido crevicular gengival podem ser utilizados como um marcador de inflamação gengival para determinar os efeitos da terapia periodontal na gravidez (Yalcin et al. 2002).

Lamster et al. relataram a relação das alterações nos níveis do FGC das enzimas vertebradas (lisossomais) beta-glucuronidase (BG) e arilsulfatase (AS) e da enzima citoplasmática lactato desidrogenase (LDH) longitudinalmente em relação à perda de ligação clínica em pacientes com periodontite crónica do adulto existente. Trinta e seis pacientes foram seguidos durante seis meses. A perda de inserção clínica foi registada como a alteração entre os exames de base e de três meses, e entre os exames de três e seis meses. A análise do GCF foi efectuada na linha de base e aos três meses. Foram identificados três grupos de doentes com base na progressão da doença. Os doentes do grupo I apresentavam uma forma generalizada de atividade da doença. Nestes doentes, observou-se uma perda de inserção clínica de, pelo menos, 2,0 mm num mínimo de três locais não relacionados. Os doentes do Grupo II apresentavam uma forma localizada de atividade da doença. Nestes doentes, ocorreu uma perda de inserção clínica de, pelo menos, 2,5 mm num local ou em dois locais anatomicamente relacionados. Os doentes do Grupo III não apresentavam perda de inserção clínica tal como aqui definida. A análise enzimática foi avaliada como uma pontuação de toda a boca e em amostras individuais. Os pacientes do Grupo I puderam ser identificados por pontuações elevadas na boca inteira para BG, enquanto os pacientes do Grupo II não puderam ser identificados por pontuações na boca inteira para nenhuma das enzimas (Lamster et al. 1988).

Dahan et al. realizaram um estudo para investigar os padrões de expressão de vários ARNm de metaloproteinases (MMP-1, MMP-2 e MT1-MMP) utilizando uma reação em cadeia da polimerase de transcriptase reversa semi-quantitativa (RT-PCR) e para os correlacionar com parâmetros clínicos e diagnóstico bacteriológico em gengivas humanas saudáveis e doentes. Os resultados não revelaram diferenças significativas na expressão de ARNm que codificam as MMPs entre pacientes saudáveis e pacientes afectados por periodontite, reflectindo a grande heterogeneidade no estado periodontal dos indivíduos. No entanto, indicam que os fibroblastos gengivais são uma fonte ativa de produção de MMP-2 em resposta a um periopatógeno (Dahan et al. 2001).

Gangbar et al. realizaram um estudo para determinar os níveis de colagenase ativa, procolagenase e atividade inibidora da colagenase através de ensaios funcionais e quantificados após SDS-PAGE e fluorografia. A gelatinase e a progelatinase foram testadas por enzimografia em géis de gelatina-substrato. Verificou-se que os níveis de colagenase ativa eram significativamente mais elevados nos doentes com AP e LJP em comparação com os controlos, enquanto que a atividade da metaloproteinase da matriz não foi detectada em lavagens bucais de doentes edêntulos. Os níveis de inibidores de colagenase eram geralmente baixos em todos os grupos de indivíduos testados. Após o tratamento clínico, os níveis de colagenase ativa e de gelatinase foram reduzidos; a redução foi significativa para a colagenase ativa após tratamento com tetraciclina e destartarização em pacientes com PLJ. Dos índices clínicos registados (índice gengival, índice de placa e profundidade de bolsa) não houve correlações significativas com a atividade enzimática, mas foram observadas tendências semelhantes entre as alterações na colagenase ativa e no índice gengival. Em pacientes com doença periodontal não tratada, a colagenase ocorreu predominantemente na forma ativa. A N- etilmaleimida (NEM) e o acetato de p-aminofenilmercúrio (AMPA) foram igualmente eficazes como activadores da colagenase latente, indicando que a colagenase era derivada de PMNs, que também eram a fonte de gelatinase. Os resultados destes estudos indicam que a medição da colagenase ativa e da gelatinase em amostras de enxaguatório bucal é potencialmente útil no diagnóstico e avaliação da atividade da doença periodontal (Gangbar et al. 1990).

Lui et al. realizaram um estudo para determinar as actividades de colagenase ativa e latente no FGC através de um ensaio que mede a cadeia alfa 1 intacta de colagénio após eletroforese em gel de poliacrilamida com dodecil sulfato de sódio (SDS-PAGE) e autoradiografia com 3H-colagénio (tipo I) como substrato enzimático. A atividade da colagenase ativa foi significativamente associada à gravidade da GI medida. A atividade enzimática ativa também foi elevada em locais com perda de fixação (PD > 4mm). No entanto, a atividade enzimática no grupo com uma profundidade de sondagem de 7-10 mm não foi superior à dos grupos com uma profundidade de bolsa de 4-6 mm. Verificou-se que a elevação da atividade da colagenase ativa estava altamente correlacionada com o IG, enquanto que era baixa em relação à profundidade de sondagem. A atividade latente da colagenase aumentou com a pontuação GI, mas não com a profundidade da bolsa. Estes resultados sugerem que a maior parte da colagenase presente no FGC é derivada de leucócitos polimorfonucleares que estão marcadamente aumentados em casos mais graves de doença periodontal. Assim, a medição da colagenase ativa em amostras de FGC de pacientes é um método cientificamente fiável e sensível para avaliar a atividade da doença possivelmente associada à destruição dos tecidos (Lui et al. 1993).

Ingman et al. realizaram um estudo para caraterizar a eventual presença e formas moleculares de actividades de gelatinase/colagenase de tipo IV no fluido crevicular gengival (GCF) e na saliva em diferentes formas de periodontite; pacientes com periodonto clinicamente saudável serviram como controlos. As actividades enzimáticas foram monitorizadas electroforeticamente por zimografia utilizando gelatina e colagénio tipo IV como substratos e analisadas visualmente e/ou densitometricamente. Tanto a saliva como o FGC recolhidos de doentes com periodontite adulta, periodontite juvenil localizada e periodontite por diabetes mellitus tipo II continham espécies com mobilidade idêntica à da gelatinase isolada de neutrófilos humanos ou da MMP-9, e espécies com mobilidade semelhante à da gelatinase em sobrenadantes de cultura de células de fibroblastos ou da MMP-2. Foram também encontradas pequenas formas moleculares de gelatinases, incapazes de clivar o colagénio tipo IV, representando provavelmente enzimas truncadas activadas proteoliticamente in vivo. Embora múltiplas formas de gelatinases/colagenases do tipo IV na saliva e no FGC possam participar na destruição dos tecidos na periodontite, o seu perfil avaliado de acordo com os pesos moleculares não diferencia as diferentes formas de periodontite (Ingman et al.1994).

Nakashima et al. avaliaram vários parâmetros do fluido crevicular e a sua combinação como possíveis indicadores da atividade da doença. Recolheram GCF de locais em pacientes adultos com periodontite não tratada. Verificaram que a quantidade total de colagenase era significativamente mais elevada em locais com periodontite ativa do que em locais inactivos. No entanto, a colagenase estava mais significativamente correlacionada com a perda de aderência. Estas descobertas sugerem que a colagenase, por si só ou em combinação com outros marcadores bioquímicos do fluido crevicular gengival, poderia prever a futura perda de inserção clínica (Nakashima et al. 1994).

Azmak et al. avaliaram a eficácia do chip de gluconato de clorexidina nos parâmetros clínicos e nos níveis de MMP-8 do GCF em pacientes com periodontite crónica. A análise intergrupos demonstrou níveis médios significativamente mais baixos de MMP-8 do FGC ao fim de 1 mês no grupo SRP+CHX em comparação com o grupo SRP isolado. Os autores sugeriram que a utilização de testes de periodontite com fita adesiva de MMP-8 em cadeira pode ser uma ferramenta de diagnóstico adjuvante útil na monitorização do curso do tratamento com CHX (Azmak et al. 2002).

A citocina interleucina-1 (IL-1) desencadeia um vasto leque de actividades biológicas que iniciam e promovem a resposta do hospedeiro a lesões ou infecções, incluindo febre, sono, perda de apetite, síntese de proteínas de fase aguda, produção de quimiocinas, regulação positiva das moléculas de adesão, vasodilatação, estado pró-coagulante, aumento da hematopoiese e produção e libertação de metaloproteinases da matriz e factores de crescimento (Smith et al. 2000). Para tal, ativa um conjunto de factores de transcrição que inclui o NFκB e o AP-1, os quais, por sua vez, promovem a produção de efectores da resposta inflamatória, tais como as formas induzíveis da ciclo-oxigenase e da óxido nítrico sintase. A atividade da interleucina 1 reside, de facto, em cada uma das duas moléculas, IL-1a e IL-ip, que actuam através da ligação a um recetor comum composto por uma cadeia de ligação ao ligando, o recetor IL-1 de tipo I, e um componente de sinalização necessário, a proteína acessória IL-1R (AcP).

Matsuki et al. realizaram um estudo para determinar o tipo exato de células e o(s) local(is) envolvidos na produção de interleucina-1 (IL-1) durante a inflamação gengival, combinando imunohistoquímica e hibridação in situ. As células que expressam o RNA mensageiro (mRNA) da IL-1 na gengiva inflamada humana foram identificadas como macrófagos. A taxa de expressão do ARNm da IL-alfa nestes macrófagos foi a mesma que a expressão do ARNm da IL-1 beta. A taxa de expressão do ARNm da IL-1 foi mais elevada no tecido conjuntivo mais afastado do epitélio da bolsa, embora estivessem presentes mais macrófagos no tecido conjuntivo subjacente ao epitélio da bolsa. A atividade da IL-1 no fluido crevicular gengival (GCF) obtido da gengiva inflamada foi superior à da gengiva saudável e diminuiu após a terapia periodontal. A atividade da IL-1 no GCF foi quase completamente abolida pela adição de anticorpo anti-IL-1 alfa, mas não por anticorpo anti-IL-1 beta, indicando que a IL-1 alfa é a forma predominante no GCF. No entanto, a atividade da IL-1 no FGC não estava relacionada com o número de macrófagos que expressam o ARNm da IL-1 no mesmo local gengival onde o FGC foi obtido ao mesmo tempo. Os resultados sugerem que os macrófagos do tecido conjuntivo subjacente ao epitélio oral contribuem para a produção de IL-1, mas os do tecido conjuntivo subjacente ao epitélio da bolsa desempenham um papel diferente na geração da inflamação gengival (Matsuki et al. 1993).

Galbraith et al. examinaram a produção de TNF-alfa e IL-1 beta por leucócitos polimorfonucleares (PMN) orais e do sangue periférico em 40 doentes com periodontite adulta e 40 controlos oralmente saudáveis. Os PMN orais libertaram quantidades consideráveis de ambas as citocinas em cultura não estimulada, e não houve diferença entre os doentes e os controlos quando os níveis de citocinas foram corrigidos em função do número de células. No entanto, quando se examinou o efeito da atividade da doença, verificou-se que a libertação de citocinas pelos PMN orais era maior nos doentes com periodontite avançada. No grupo de controlo saudável, a produção de IL-tp pelos PMN orais foi significativamente mais elevada nos homens. Os resultados indicam que vários factores influenciam a produção de citocinas na saúde e na doença oral, e que existe uma dicotomia na expressão do gene das citocinas entre PMN orais e do sangue periférico na periodontite adulta (Galbraith et al. 1997).

Berker et al. analisaram os níveis de interleucina-tp (IL-tp), IL-11 e IL-12 no fluido crevicular gengival (GCF) de pacientes com gengivite e periodontite crónica (PC). Foram detectadas concentrações significativamente mais baixas de IL-11 na PC em comparação com os grupos Gengivite (G) e Controlo (C). O grupo CP apresentou uma quantidade total significativamente mais elevada de IL-12 e IL-tp em comparação com o grupo C. O rácio de citocinas IL-11: IL-tp foi mais elevado nos grupos G e C em comparação com o grupo CP. O rácio IL-11: IL-tp tornou-se progressivamente mais baixo com o aumento da profundidade de sondagem. Os dados mostraram que os níveis de IL-11 estão significativamente diminuídos no FGC de locais com periodontite em comparação com o grupo G e locais saudáveis. Devido ao possível efeito preventivo da IL-11 na inflamação, a IL-11 pode ser um fator importante na modulação terapêutica da doença periodontal (Berker et al. 2008).

Sorgi et al. compararam marcadores de inflamação crónica em indivíduos de controlo e pacientes com doença periodontal e observaram se a terapia periodontal não cirúrgica afectava os marcadores de doença inflamatória após 3 meses. Os parâmetros periodontais e sistémicos incluíram a profundidade de sondagem, a hemorragia à sondagem, o nível de fixação clínica, os parâmetros hematológicos, bem como os seguintes marcadores inflamatórios interleucina (IL)- 6, proteína C reactiva de alta sensibilidade (hs-CRP), ligando CD40, proteína quimioatraente de monócitos (MCP)-1, P-selectina solúvel (sP-selectina), molécula de adesão vascular solúvel (sVCAM)-1, e molécula de adesão intercelular solúvel (sICAM)-1. A terapia foi altamente eficaz para todos os parâmetros clínicos analisados e foi observada uma diminuição nas concentrações circulantes de IL-6 e hs-CRP 3 meses após a terapia. Em pacientes aparentemente saudáveis, a doença periodontal está associada a concentrações circulantes aumentadas de IL-6 e hs-CRP, que diminuíram 3 meses após a terapia periodontal não cirúrgica. No que diz respeito ao ligando CD40, MCP-1, sP-selectina, sVCAM-1 e sICAM-1, não foram observadas alterações no grupo de doença periodontal entre a linha de base e 3 meses após a terapia (Sorgi et al. 2009).

Elastases:

Gustafsson et al. examinaram a atividade da elastase de granulócitos e a alfa-2-macroglobulina (alfa-2-MG) no fluido crevicular gengival (GCF) de 3 categorias de locais em 6 pacientes com gengivite e 6 pacientes com periodontite. 6 locais inflamados em cada paciente com gengivite foram amostrados em tiras de papel e 12 locais, 6 com e 6 sem perda de inserção e bolsas periodontais, foram selecionados em cada paciente com periodontite. A atividade proteolítica da elastase foi medida com um substrato de baixo peso molecular e a antiprotease, alfa-2-MG, com ELISA. Nos doentes com periodontite, os locais com destruição tecidular apresentavam uma atividade de elastase significativamente mais elevada por local e por micro litros de FGC e uma atividade de alfa-2-MG significativamente mais baixa por micro litros do que as duas outras categorias de locais sem destruição tecidular. A inflamação destrutiva parece estar associada a uma maior libertação de elastase, quer a partir de granulócitos mais numerosos quer de granulócitos mais activos, e a um maior consumo proteolítico do inibidor, acompanhado de uma rápida eliminação do complexo inibidor-protease. Em conclusão, o estudo mostra uma forte relação entre a atividade da elastase e a destruição dos tecidos (Gustafsson et al. 1994).

Armitage et al. realizaram um estudo para determinar se os níveis de elastase no fluido crevicular gengival (GCF) poderiam servir como marcador para a progressão da periodontite. Monitorizámos a elastase do GCF e o estado periodontal em locais selecionados em 32 voluntários periodontalmente saudáveis e 31 pacientes com periodontite, em intervalos durante um período de 6 meses. As medições clínicas incluíram o índice de placa, o índice gengival, a hemorragia à sondagem, a supuração, a profundidade de sondagem, o nível de inserção clínica e o nível de inserção relativa medidos com uma sonda de disco automatizada. Quando a perda óssea foi utilizada como critério para a progressão da doença, foram encontrados níveis de elastase GCF visual e quantitativa significativamente mais elevados nos locais em progressão do que nos locais sem progressão nos doentes com periodontite. Estes dados indicam que os locais com níveis elevados de elastase correm um risco significativamente maior de perda óssea progressiva, conforme avaliado por radiografia de subtração digital (Armitage et al. 1994).

Catepsina B:

Eley et al. examinaram várias enzimas proteases e a sua relação com os parâmetros clínicos em doentes adultos com periodontite não tratada. Todas as enzimas de protease, ou seja, catepsina B/L, elastase, triptase, tripsina e dipeptidil peptidase, foram significativa e positivamente correlacionadas com os parâmetros clínicos. Entre todas estas proteases, a catepsina B mostrou uma correlação significativa com a profundidade de sondagem e a perda de fixação. Assim, a catepsina B pode servir como potencial marcador de doença periodontal progressiva (Eley et al. 1992).

Eley et al. realizaram um estudo para determinar se os níveis de catepsina B no fluido crevicular gengival (GCF), a atividade total (TA) e a concentração (EC) predizem a perda progressiva de inserção (AL). Foram recrutados setenta e cinco pacientes com periodontite moderada, previamente não tratados. O FGC foi recolhido de 16 sítios mesiobucais de molares e pré-molares e o nível de inserção à sondagem (PAL) e a profundidade de sondagem (PPD) foram medidos com uma sonda eletrónica. Os índices gengival, de hemorragia gengival e de placa bacteriana foram então avaliados. Os níveis de catepsina B (TA & EC) nos locais RAL foram significativamente mais elevados do que nos locais de controlo emparelhados no tempo de perda de inserção (ALT) e no tempo de previsão (PT). Os níveis médios de catepsina B (TA & EC) foram significativamente mais elevados nos locais RAL e GAL do que nos locais sem perda de inserção (NAL) em doentes com AL. Estes resultados indicam que a catepsina B do FGC pode servir como um fator de previsão da perda de ligação (Eley et al. 1996).

Fosfatase alcalina e fosfatase ácida:

Nakashima et al. 1996 examinaram a relação de possíveis parâmetros bioquímicos creviculares com a perda de inserção (ALOSS). 330 locais de 8 pacientes adultos não tratados foram monitorizados longitudinalmente em intervalos de 3 meses, até 1 ano. Os níveis de fixação foram medidos com uma sonda de deteção de força e um stent acrílico em duplicado em cada ponto do estudo. Verificou-se que os níveis de fosfatase alcalina eram significativamente mais elevados em locais activos do que em locais inactivos, antes de uma ALOSS significativa, sem quaisquer diferenças significativas no volume do fluido crevicular e nos índices clínicos (Nakashima et al. 1996).

Capítulo 2

Dipeptidil peptidases II e IV:

Gazi et al. recolheram tecido gengival e FGC de pacientes com periodontite crónica. As fracções DPP II e DPP IV com pH ótimo ácido e alcalino, respetivamente, foram separadas dos extractos brutos de tecido por cromatografia de filtração em gel. Os sonicados de células bacterianas foram preparados a partir de culturas em caldo de estirpes de referência. Verificou-se uma atividade moderada a forte da DPP com Capnocytophaga spp., Porphyromonas *gingivalis* e Prevotella spp., uma atividade muito fraca com *Treponemadenticola* e nenhuma atividade detetável com *Actinobacillusactinomycetemcomitans* ou *Fusobacteriumnucleatum*. Os padrões de bandas nas amostras de GCF, tecido e bactérias foram comparados em membranas de sobreposição impregnadas de substrato aplicadas a géis de focagem isoeléctrica. Nos géis lavados com tampão ácido, o GCF apresentava bandas correspondentes à DPP II do tecido. A utilização de um tampão de lavagem alcalino mostrou uma atividade de GCF que correspondia de perto à DPP IV tecidular que tinha sido pré-tratada com neuraminidase, uma enzima encontrada por outros na fenda gengival. A P. *Gingivalis* apresentou várias bandas e várias delas tinham equivalentes no GCF. A presença aparente no FGC da DPP de P. *gingivalis* é consistente com a associação deste organismo com a periodontite destrutiva (Gazi et al. 1995).

Mieloperoxidase:

Qiang et al. mediram o volume e a atividade da mieloperoxidase (MPO) do fluido crevicular gengival (GCF) recolhido com tiras de papel de filtro durante 30 segundos do sulco de locais saudáveis, de gengivite e de periodontíte de indivíduos chineses. A MPO/local e a

MPO/micro litro de GCF eram ambas maiores nos locais com gengivite e periodontite do que nos locais saudáveis. A atividade enzimática foi semelhante nas duas categorias de locais doentes. Esses dados indicam que o aumento da MPO do FGC observado anteriormente em locais com periodontite não é específico desses locais. Pelo contrário, o aumento da MPO do FGC ocorre provavelmente quando leucócitos nucleares polimorfos adicionais entram no sulco como resultado da inflamação gengival (Qiang et al. 1989).

Rai et al. realizaram um estudo para determinar a associação entre os níveis de mieloperoxidase (GM) do FGC, a periodontite e o cancro do pâncreas. Sessenta e seis indivíduos selecionados para o estudo foram recrutados para o estudo e os níveis de GM foram analisados. A periodontite nos doentes foi definida pela presença de, pelo menos, sete dentes com profundidade de sondagem > 5 mm e perda óssea radiográfica demonstrável > 30% dos locais dos dentes através de uma série de radiografias intra-orais de boca inteira. As medidas clínicas da gravidade da doença periodontal, tais como a hemorragia à sondagem, a profundidade de sondagem (PD) e a perda do nível de inserção clínica (CL) foram determinadas utilizando uma sonda periodontal convencional. Foi registada uma correlação positiva entre a mieloperoxidase GCF e a percentagem de BP, CL e PD (Balwant Rai et al.2010)

Lisozima e Lactoferrina:

Friedman et al. efectuaram um estudo para determinar se a quantificação dos produtos lisossomais no fluido crevicular pode ser útil como teste de diagnóstico para avaliar o estado clínico na doença periodontal. Os níveis de lisozima e de lactoferrina foram quantificados no fluido crevicular de pacientes com gengivite, periodontite generalizada do adulto, periodontite juvenil localizada e indivíduos normais. O fluido crevicular (FC) foi colhido de cada paciente através de tiras de papel de filtro padronizadas e avaliado para lisozima e lactoferrina por imunoeletroforese em foguete. Os níveis de lisozima (microgramas de proteína por microlitro de FC) foram significativamente mais elevados nos doentes com periodontite juvenil localizada do que nos doentes com gengivite e periodontite adulta. Por outro lado, os níveis de lactoferrina (microgramas de proteína por microlitro de FC) não mostraram diferenças significativas entre gengivite, periodontite adulta e periodontite juvenil localizada. Estes resultados indicam que o rácio lisozima/lactoferrina pode ser útil como teste de diagnóstico para pacientes com periodontite juvenil localizada (Friedman et al. 1983).

Sievert et al. realizaram um estudo para verificar (i) se as variáveis de defesa do fluido crevicular reflectem as alterações após o tratamento periodontal cirúrgico e (ii) se estão em correspondência com as alterações destas variáveis na saliva total não estimulada e estimulada. Em 12 voluntários do sexo masculino e 13 do sexo feminino com periodontite crónica, a lactoferrina

A concentração *da revisão geral*, bem como as actividades da lisozima e da peroxidase, foram determinadas no fluido crevicular, bem como na saliva não estimulada e estimulada antes e 14 dias após o tratamento periodontal cirúrgico através de uma técnica de retalho minimamente invasiva. As concentrações de lactoferrina diminuíram significativamente na solução eluidora de fluido crevicular de 1,63 para 1,23 mg/l, reflectindo uma diminuição na quantidade total recolhida, na saliva não estimulada de 10,54 para 8,96 mg/l e na saliva estimulada de 9,00 para 7,11 mg/l após o tratamento. Não se registaram alterações significativas na lisozima. A atividade da peroxidase foi significativamente reduzida de 269,06 para 186,15 U/l apenas no fluido crevicular. Os resultados deste estudo sugerem que (i) o fator de defesa lactoferrina é adequado para monitorizar os resultados do tratamento periodontal e (ii) as alterações da concentração de lactoferrina no fluido crevicular estão relacionadas com alterações significativas na saliva não estimulada e estimulada (Sievert et al. 2004).

Carboxiterminaltelopeptídeo do colagénio de tipo I:

Talonpolka et al. avaliaram o carboxiterminaltelopeptídeo do colagénio tipo I no fluido crevicular gengival humano em diferentes condições clínicas e após tratamento periodontal. Foi recolhido um total de 126 amostras de fluido crevicular gengival (GCF) de 20 adultos utilizando tiras de papel. Os pacientes foram divididos num grupo afetado por periodontite (13 indivíduos) e num grupo sem periodontite (7 indivíduos), de acordo com a profundidade da bolsa e a perda óssea radiológica. 4 indivíduos do grupo afetado por periodontite receberam um único episódio de tratamento periodontal (destartarização, alisamento radicular e curetagem) e foram recolhidas amostras de FGC. O carboxiterminaltelopeptídeo de colagénio tipo I (ICTP) no GCF foi extraído para uma solução salina e determinado por um método radioimunológico. O tratamento periodontal diminuiu a concentração de ICTP do FGC para o nível observado em indivíduos saudáveis. No entanto, foram observadas grandes variações entre indivíduos e locais. Os níveis de ICTP abaixo do limite de deteção foram frequentemente encontrados em bolsas profundas, bem como valores elevados em indivíduos sem periodontite. Concluiu-se que

que o ICTP do GCF reflecte a degradação local do colagénio de tipo I nos tecidos periodontais e provavelmente fornece informações sobre o processo de destruição dos tecidos para além do alcance dos parâmetros clínicos (Talonpolka et al. 1994).

Giannobile et al. realizaram um estudo para correlacionar os níveis de 2 marcadores putativos do metabolismo ósseo, nomeadamente a osteocalcina e o carboxiterminaltelopeptídeo reticulado de piridinolina do colagénio de tipo I (ICTP), com a progressão da perda óssea alveolar experimental no cão beagle. Os resultados mostraram que os níveis de osteocalcina e ICTP no GCF aumentaram significativamente 2 semanas após o início da doença. A osteocalcina no GCF atingiu um pico 8 e 10 semanas após a colocação da ligadura nos locais experimentais, com níveis quase 10 vezes superiores aos dos locais de controlo laterais emparelhados. Os níveis de ICTP no FGC permaneceram elevados durante toda a fase de progressão da doença. Os resultados deste estudo indicam que a osteocalcina e, especialmente, a ICTP estão relacionadas com índices de destruição óssea periodontal ativa e sugerem que estas moléculas podem servir como marcadores preditivos de futura perda óssea alveolar (Giannobile et al. 1995).

Al-Shammari et al. examinaram o efeito da terapia periodontal não cirúrgica nos níveis de ICTP e IL-1 no GCF. Vinte e cinco indivíduos com periodontite crónica foram monitorizados em 8 locais por indivíduo na linha de base antes da destartarização e alisamento radicular e 1, 3 e 6 meses após a terapia. O FGC foi recolhido durante 30 segundos em tiras de papel, e os níveis de ICTP e IL-1 foram determinados utilizando técnicas de radioimunoensaio (RIA) e ensaio imunoenzimático (ELISA), respetivamente. As medições clínicas incluíram a profundidade de sondagem (PD), o nível de inserção clínica (CAL) e a hemorragia à sondagem (BOP).Concluiu-se que um único episódio de terapia mecânica não cirúrgica não reduziu significativamente os marcadores bioquímicos associados à reabsorção óssea em pacientes com periodontite crónica. São necessários estudos longitudinais futuros para avaliar especificamente a

relação entre as ligações cruzadas de C-telopeptidepiridinolina e a progressão da doença periodontal (Al-Shammari et al. 2001).

Outros biomarcadores:

Cortisol:

A Genco realizou um estudo para avaliar a associação entre o stress, a angústia e os comportamentos de confronto com a doença periodontal. Foram obtidas caraterísticas demográficas, antecedentes médicos e dentários, consumo de tabaco e álcool, bem como avaliações clínicas da placa supragengival, flora subgengival, hemorragia gengival, cálculo, profundidade de sondagem, nível de inserção clínica (CAL) e perda óssea alveolar radiográfica (ABL) para cada indivíduo. Concluíram que foram detectados níveis mais elevados de cortisol salivar em indivíduos que apresentavam periodontite grave, um elevado nível de tensão financeira e uma elevada capacidade de lidar com as emoções, em comparação com indivíduos com pouca ou nenhuma doença periodontal, baixa tensão financeira e baixos níveis de capacidade de lidar com as emoções (Genco 1998).

Iões salivares:

Sewson et al. realizaram um estudo para examinar as diferenças nos níveis de cálcio salivar num grupo de 20 doentes com periodontite em comparação com um grupo de 15 indivíduos periodontalmente saudáveis. O nível de osso periodontal e o número de dentes erupcionados e intactos foram avaliados a partir de radiografias de 46 estudantes de medicina dentária (idade média de 24,2 anos). A saliva total estimulada com parafina foi recolhida de forma padronizada e a taxa de fluxo salivar foi medida. A concentração de cálcio foi detectada na saliva total estimulada dos pacientes com periodontite por espetrofotometria de absorção atómica. Os resultados mostram que os indivíduos no grupo de Ca salivar elevado tinham significativamente mais dentes intactos do que os seus pares no grupo de Ca salivar baixo. Não houve diferença no número total de dentes presentes ou na taxa de fluxo salivar. Não foi detectada qualquer rutura periodontal em qualquer das radiografias. Concluiu-se que uma concentração elevada de cálcio na saliva era caraterística de pacientes com periodontite (Sewson et al.1990).

Inibidor tecidular de metaloproteinases-1:

Hayakawa et al. referiram que a concentração do inibidor tecidular de metaloproteinases-1 (TIMP-1) na saliva total de pacientes com doença periodontal era inferior e a atividade total da colagenase era superior, em comparação com controlos saudáveis. A maior parte da colagenase na saliva total dos indivíduos saudáveis consistia em procolagenase, enquanto a colagenase ativa predominava na saliva dos pacientes com doença periodontal. Observou-se um aumento do TIMP-1 e uma diminuição da atividade da colagenase após a terapia inicial dos doentes com periodontite (Hayakawa et al. 1994).

Capítulo 3

Biomarcadores periodontais em doenças sistémicas:

Periodontite e diabetes mellitus:

Há séculos que se suspeita de uma associação entre infecções orais e doenças sistémicas. Nos últimos 15 anos, foi definida a importância da diabetes mellitus como um fator de risco para a periodontite. Foram realizados estudos que examinaram mediadores no FGC de pacientes com diabetes mellitus.

Salvi et al. realizaram um estudo para medir o fluido crevicular gengival (GCF) e a secreção monocítica de Prostaglandina E2 (PGE2) e interleucina lb (IL-lb) num grupo de 39 doentes com diabetes mellitus insulino-dependente (IDDM) e 64 indivíduos sistemicamente saudáveis. Os diabéticos foram divididos em Grupo A (gengivite ou doença periodontal ligeira) e Grupo B (doença periodontal moderada ou grave). Os diabéticos apresentavam níveis significativamente mais elevados de PGE2 e IL-lb no GCF, em comparação com os controlos não diabéticos que foram equiparados no que diz respeito à gravidade da doença periodontal. Na população diabética, os níveis de GCF destes mediadores inflamatórios eram quase duas vezes mais elevados no Grupo B em comparação com o Grupo A. Além disso, os diabéticos como grupo tinham uma produção significativamente mais elevada de PGE2 e IL-lb monocíticas em resposta a várias concentrações de lipopolissacárido (LPS) de Escherichia coli e Porphyromonas gingivalis em comparação com doentes não diabéticos com periodontite adulta (Salvi et al. 1997).

Os dados sugerem que a secreção elevada de PGE2 e IL-lb no FGC e nos monócitos dos doentes com IDDM pode ser uma consequência de uma caraterística de resposta sistémica e que a presença de infecções Gram-negativas, como as doenças periodontais, pode interagir sinergicamente para produzir níveis locais elevados destes mediadores e uma condição periodontal mais grave.

Guneri et al. realizaram um estudo para comparar a expressão do fator de crescimento endotelial vascular (VEGF) em tecidos saudáveis e periodontalmente doentes com o fluido do sulco gengival (GCF) de pessoas saudáveis e pacientes diabéticos. Foram colhidas amostras de tecidos gengivais e GCF de locais de periodontite em indivíduos saudáveis e pacientes diabéticos tipo 2, e de locais de gengiva saudável dentro dos mesmos grupos. Não foi observada qualquer coloração de VEGF no grupo de controlo negativo ou nas amostras de tecido saudável de indivíduos sistemicamente saudáveis, enquanto quatro amostras de doentes diabéticos apresentaram coloração positiva. O VEGF foi revelado em duas amostras de tecido de locais periodontais de pessoas sistemicamente saudáveis e em seis amostras de pacientes diabéticos. Em todos os grupos de teste, os níveis de VEGF do GCF eram mais elevados nas zonas periodontais do que nas zonas saudáveis. Os resultados mostraram que o VEGF está aumentado em todos os tecidos periodontais de ambos os grupos e nas zonas saudáveis dos pacientes diabéticos (Guneri et al. 2004).

Engebreston et al. realizaram um estudo para determinar se o controlo glicémico estava relacionado com os níveis de interleucina -ip no fluido crevicular gengival. As medidas clínicas periodontais (PD, CAL e BOP) e as medidas de controlo glicémico (HbA1c, glicose aleatória) foram significativamente correlacionadas com a IL-ip do FGC. Os pacientes com mais de 8% de HbAic tinham níveis médios de IL-ip do FGC significativamente mais elevados do que os pacientes com menos de 8% de HbAic. Concluiu-se que um mau controlo glicémico está associado a níveis elevados de IL-ip no FGC. Estes dados são consistentes com a hipótese de que a hiperglicemia contribui para uma resposta inflamatória elevada e sugerem um mecanismo para explicar a associação entre um mau controlo glicémico e a destruição periodontal (Engebreston et al. 2004).

Kurtis et al. realizaram um estudo para medir os níveis de IL-6 no FGC de pacientes com diabetes mellitus não dependente de insulina (NIDDM), periodontite em adultos e controlos saudáveis. Foram selecionados para o estudo vinte e quatro doentes com NIDDM com periodontite, vinte e quatro com periodontite em adultos e vinte e quatro controlos saudáveis. A amostragem do FGC foi efectuada nas faces vestibulares dos incisivos superiores e dos dentes caninos. O índice de placa (IP), o índice gengival (IG), o índice de tempo de sangramento gengival (ITSG), a profundidade de sondagem (PD) e os níveis de inserção à sondagem (PAL) foram registados em cada área de amostragem e também em toda a dentição. Os doentes com NIDDM e periodontite adulta apresentavam numerosos locais com evidência radiográfica de reabsorção óssea alveolar, perda de inserção e profundidade de bolsa superior a 3 mm. Os níveis de IL-6 no FGC foram marcadamente mais elevados nos grupos NIDDM e de periodontite adulta em comparação com os controlos saudáveis. Não foi encontrada qualquer correlação entre os níveis de IL-6 no FGC e todos os parâmetros clínicos. Estes resultados sugerem que os níveis de IL-6 no FGC eram significativamente mais elevados na área de inflamação e destruição periodontal local. Os níveis elevados de IL-6 nos doentes com NIDDM podem dever-se a uma flora microbiana diferente nas bolsas periodontais e a um sistema imunitário alterado (Kurtis et al. 1999).

Lappin et al. realizaram um estudo para determinar as concentrações plasmáticas de marcadores do metabolismo ósseo em doentes com diabetes mellitus tipo I e não diabéticos e para avaliar a influência da periodontite nos biomarcadores da formação óssea nestes grupos de doentes. Concluiu-se que, uma vez que a osteocalcina, um biomarcador da formação óssea, é mais baixa em pacientes com periodontite e em pacientes com diabetes mellitus tipo I com e sem periodontite do que em não diabéticos sem periodontite, isto pode indicar que os diabéticos são menos capazes de substituir o osso perdido durante as explosões activas de periodontite e explicar a maior gravidade da doença observada em estudos de pacientes com diabetes (Lappin et al. 2009).

Salvi et al. realizaram um estudo para comparar os níveis de biomarcadores do fluido crevicular gengival (GCF) e a distribuição microbiana em amostras de biofilme de placa (SP) em indivíduos com diabetes tipo 1 (T1DM) versus indivíduos saudáveis sem diabetes durante gengivite experimental (EG).Os níveis de IL-ip em pacientes com T1DM foram elevados em comparação com indivíduos saudáveis, e mostraram diferenças entre os grupos aos 7-21 dias, enquanto os pacientes saudáveis mostraram aumentos de IL-tp desde a linha de base até aos 14-21 dias. Foram observadas diferenças nos níveis de MMP-9 entre os doentes com e sem DM1 aos 7-14 dias. As espécies de complexos de laranja e as medições de PI apresentaram uma correlação superior com os níveis de biomarcadores quando comparadas com outros complexos ou medições clínicas durante o EG. Os níveis médios de biomarcadores do FGC para IL-tp e MMP-8 foram mais significativamente elevados em indivíduos com DM1 em comparação com indivíduos saudáveis durante o EG, não resultando de diferenças na PI média ou na composição microbiana (Salvi et al. 2010).

Periodontite e Doença Cardiovascular Aterosclerótica:

A associação entre a periodontite e a DCV aterosclerótica tem recebido uma atenção considerável. No entanto, os resultados de vários estudos têm variado bastante, desde a determinação de que não existe uma relação causal entre a periodontite e a DCV até fortes ligações causais entre as duas condições (Vincente et al. 2009).

Loos et al. realizaram um estudo para investigar se a proteína C reactiva (PCR) e outros marcadores sistémicos de inflamação estavam elevados na periodontite. Foram recrutados pacientes adultos consecutivos com periodontite e controlos saudáveis sem qualquer outra doença médica, tendo sido recolhidas amostras de sangue periférico. Os doentes com periodontite generalizada e localizada apresentavam níveis medianos de PCR mais elevados do que os controlos. 52% dos doentes com periodontite generalizada e 36% dos doentes com periodontite localizada eram seropositivos para a interleucina -6 (IL-6), em comparação com 26% dos controlos. Os leucócitos também estavam elevados na periodontite generalizada. Concluiu-se que a periodontite resulta em níveis sistémicos mais elevados de PCR, IL-6 e neutrófilos. Estes factores inflamatórios elevados podem aumentar a atividade inflamatória nas lesões ateroscleróticas, aumentando potencialmente o risco de eventos cardíacos ou cerebrovasculares (Loos et al. 2000).

Elter et al. realizaram um estudo para determinar a relação entre a doença periodontal e a perda dentária e a prevalência da doença coronária (CHD). Os indivíduos com elevada perda de inserção e elevada perda dentária e os indivíduos edêntulos tinham probabilidades elevadas de prevalência de DCC, em comparação com os indivíduos com baixa perda de inserção e baixa perda dentária, enquanto controlavam uma série de factores de risco tradicionais para a DCC. Estes resultados sugerem que a perda dentária e a doença periodontal estão associadas à prevalência de doença coronária, mas apenas quando ambas estão presentes. As relações mais fracas entre a doença periodontal e a doença coronária que foram encontradas em adultos mais velhos podem dever-se ao facto de os adultos mais velhos terem menos dentes (Elter et al. 2004).

Buhlin et al. efectuaram um estudo para comparar a saúde oral de mulheres com a mesma idade, com ou sem doença coronária (CHD). Um total de 143 mulheres consecutivas, com idades compreendidas entre os 43 e os 79 anos, com DCC diagnosticada, foram submetidas a um exame dentário completo, incluindo uma radiografia panorâmica, e foram comparadas com 50 mulheres, com idades compreendidas entre os 45 e os 77 anos, sem DCC. O grupo com DCC tinha mais bolsas periodontais patológicas em comparação com os controlos. O nível médio de osso marginal avaliado nas radiografias era o mesmo em ambos os grupos, enquanto o número de defeitos ósseos verticais diferia. Este estudo indica que as mulheres com doença coronária têm uma saúde oral pior do que as de um grupo comparável sem história de doença coronária (Buhlin et al. 2005).

Briggs et al. realizaram um estudo para investigar se poderia ser demonstrada uma associação entre a doença coronária (CHD) e a periodontite crónica numa população de homens de meia-idade na Irlanda do Norte. Os casos eram homens com idade superior a 40 anos com doença coronária comprovada angiograficamente. Os controlos eram homens com idades equivalentes, sem evidência de doença coronária, escolhidos aleatoriamente na mesma localidade que os casos. Cada indivíduo foi submetido a um exame clínico periodontal e preencheu um questionário sócio-demográfico pormenorizado. A proteína C-reactiva de alta sensibilidade (PCR) foi medida no soro por imunoturbidimetria. Após o ajuste para o tabagismo, desempenho académico, consumo de álcool, desemprego, capacidade de manter o peso corporal, exercício regular, capacidade de relaxar diariamente, ter um hobby ou passatempo, placa bacteriana e PCR, a análise de regressão logística mostrou que o mau estado periodontal estava significativamente associado à doença coronária. Concluiu-se que existia uma associação entre a doença coronária e o mau estado periodontal nos homens de meia-idade investigados. Esta associação foi independente da diabetes e de todos os outros factores de risco cardiovascular investigados (Briggs et al. 2006).

Castellani et al. realizaram um estudo para avaliar a associação entre a periodontite grave e a aterosclerose subclínica em indivíduos jovens sistemicamente saudáveis. Noventa indivíduos sistemicamente saudáveis, 45 afectados por periodontite grave e 45 controlos sem história de doença periodontal, foram incluídos neste estudo. Os doentes e os controlos foram emparelhados em termos de idade, sexo, índice de massa corporal e hábitos tabágicos. A espessura médio-intimal da carótida (IMT) foi avaliada bilateralmente por ultrassonografia ao nível da artéria carótida comum. Foram também avaliados os factores de risco cardiovascular tradicionais para a aterosclerose. A análise de regressão stepwise mostrou que a periodontite e a atividade física regular eram variáveis preditoras da IMT média global da carótida. Ao considerar um IMT> ou =0,82 mm como o índice crítico de risco cardiovascular aumentado, os pacientes periodontais ultrapassaram este limiar em comparação com os pacientes saudáveis por um rácio de probabilidades=8,55. Concluiu-se que a periodontite grave está associada à aterosclerose subclínica em pacientes jovens sistemicamente saudáveis (Castellani et al. 2008).

Periodontite e VIH:

A infeção pelo vírus da imunodeficiência humana (VIH) leva a uma imunossupressão progressiva causada principalmente pela perda de células CD4+ (T helper), embora outros tipos de células também possam ser afectados (por exemplo, células dendríticas foliculares). Estas alterações imunológicas podem alterar a capacidade do doente para responder adequadamente à infeção, incluindo a presença de bactérias subgengivais. A alteração da resposta do hospedeiro ao desafio da placa bacteriana tem sido implicada como causa do aumento da perda de aderência periodontal observada em indivíduos VIH+ (John Grbic et al. 1997).

Testes de diagnóstico que avaliam a doença periodontal através da utilização de vários tipos de biomarcadores:

O objetivo dos procedimentos de diagnóstico periodontal é fornecer informações úteis ao clínico relativamente ao tipo, localização e gravidade da doença periodontal atual. Estes resultados servem de base para o planeamento do tratamento e fornecem dados essenciais durante as fases de manutenção periodontal e monitorização da doença. As medições clínicas tradicionais (profundidade da bolsa de sondagem, hemorragia à sondagem, perda de inserção clínica, índice de placa, radiografias) utilizadas para o diagnóstico periodontal são frequentemente de utilidade limitada, na medida em que são indicadores de doença periodontal anterior e não da atividade atual da doença. Nos anos 90, assistiu-se ao aparecimento de uma multiplicidade de testes de diagnóstico baseados em metodologias físicas, químicas, microbiológicas e imunológicas. A filosofia subjacente ao aparecimento destes testes é que quanto mais cedo for diagnosticada a doença ativa, menos invasivo, demorado e, por conseguinte, dispendioso será o tratamento necessário, e melhor será o prognóstico a longo prazo para os doentes com doença destrutiva. Além disso, com o reconhecimento de que existem grupos de risco e padrões de doença imprevisíveis, tornam-se claras as vantagens dos testes objectivos para o diagnóstico inicial e para a manutenção a longo prazo dos doentes periodontais.

Para o diagnóstico periodontal, o teste de diagnóstico ideal deve ser (Kinnane et al.2000)

1. Quantitativo.

2. Método altamente sensível capaz de analisar um único local periodontal, tanto na saúde como na doença.

3. Reprodutível.

4. Altamente específico.

5. Simples de executar.

6. Um procedimento rápido, de uma ou duas fases.

7. Não invasivo.

8. Versátil em termos de manuseamento, armazenamento e transporte de amostras.

9. Alterável para utilização do lado da cadeira.

10. Económico.

11. Depende de instrumentação simples e robusta.

Foram utilizados vários métodos para detetar possíveis periodontopatógenos em amostras clínicas. Estes incluem métodos culturais, microscopia, ensaios imunofluorescentes, ensaios de imunoabsorção enzimática, ensaios de protease tipo tripsina, sondas de ADN e PCR.

Microscopia de campo escuro e de contraste de fase

A microscopia bacteriana é um método relativamente simples quando comparado com outras técnicas, como a cultura bacteriana, e os resultados microscópicos são frequentemente confirmados por dados culturais. Assim, a microscopia de campo escuro e a microscopia de coloração de prata com luz direta podem ser prontamente realizadas no consultório dentário. No entanto, a microscopia não fornece informações sobre a presença de espécies bacterianas individuais ou tipos clonais dentro de cada espécie que podem participar na destruição dos tecidos.

Apesar destas e de outras deficiências, a microscopia bacteriana fornece informações úteis e rápidas sobre o aspeto geral da flora bacteriana subgengival através da deteção da forma, tamanho e motilidade das bactérias. De facto, alguns autores sugerem que a observação microscópica dos morfotipos bacterianos subgengivais determina a atividade da doença de forma mais fiável do que os métodos clínicos tradicionais.

Em particular, a deteção rápida de espiroquetas, cuja presença está fortemente correlacionada com a doença ativa, parece ser um indicador fiável da suscetibilidade e prevalência da doença, e pode ser utilizada para monitorizar e motivar os doentes em risco, como os diabéticos insulino-dependentes. Embora a microscopia pareça ser útil na deteção de alterações microbianas subgengivais associadas à doença periodontal estabelecida e ao seu tratamento imediato, algumas evidências sugerem que pode não ser suficiente para prever a recorrência da doença em pacientes que seguem um programa de manutenção periodontal a longo prazo.

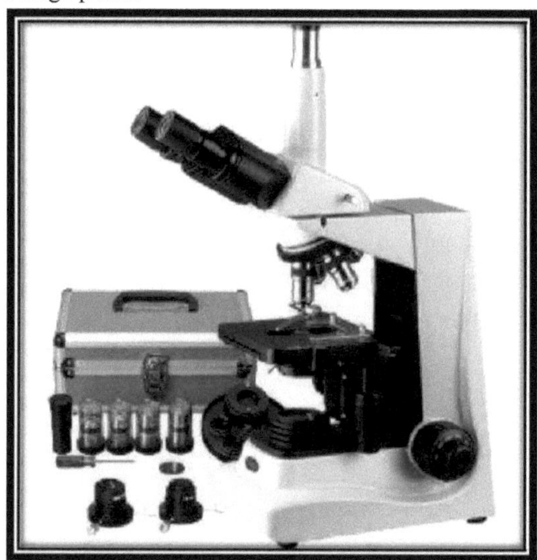

Fig 1: Microscópio de campo escuro

Listagarten realizou um estudo para monitorizar a composição da microflora subgengival num grupo de indivíduos susceptíveis à periodontite crónica, para determinar se as alterações microbianas precedem ou seguem uma deterioração detetável do seu estado clínico e para determinar se certas medidas clínicas ou microbiológicas podem prever a suscetibilidade a uma futura rutura periodontal. A proporção de células cocóides, bastonetes móveis e espiroquetas foi determinada por microscopia de campo escuro. As proporções de espiroquetas com ou sem bastonetes móveis em amostras obtidas na linha de base demonstraram ser bons preditores da deterioração periodontal, tal como determinado pelo número de dentes que foram removidos para cada sujeito durante o curso deste estudo. Nenhuma das medidas clínicas pôde ser utilizada nesta capacidade de previsão. Esta falta de sensibilidade a longo prazo da microscopia bacteriana na previsão da degradação periodontal não está provavelmente relacionada com a técnica em si, mas mais com as dificuldades clínicas em detetar as curtas explosões de atividade da doença periodontal e avaliar se uma bolsa periodontal está a progredir ativamente ou não. É possível que apenas os episódios curtos e transitórios de destruição periodontal ativa estejam associados a uma alteração detetável na composição da microflora subgengival. A imagem microscópica da placa subgengival nativa de locais saudáveis e doentes é surpreendentemente diferente.

Enquanto a "placa saudável" é constituída principalmente por células cocóides ou bastonetes pequenos a grandes, quase sem motilidade ativa, a placa dos locais doentes apresenta células de grande movimento e é constituída principalmente por bastonetes ou filamentos longos. Quanto maior for a motilidade das bactérias na placa, mais inflamado está o periodonto e maior é a probabilidade de progressão da doença. No entanto, o exame microscópico de uma amostra fresca de placa bacteriana não é particularmente prático para o diagnóstico de rotina.

Suchett-Kaye et al. verificaram que a amostragem repetida de 109 locais em 24 indivíduos dentados e 12 edêntulos deu valores de reprodutibilidade muito mais elevados para as contagens de espiroquetas obtidas microscopicamente do que para os bastonetes facultativos Gram-positivos obtidos a partir de culturas.

Métodos culturais:

Para o diagnóstico de rotina em microbiologia médica, os métodos de cultura continuam a ser a norma de ouro para a avaliação dos métodos moleculares. As técnicas de cultura de microrganismos oferecem a maior versatilidade no que diz respeito à análise da natureza dos microrganismos numa amostra. Os microrganismos cultiváveis podem ser testados quanto à sua suscetibilidade a diversos antibióticos. No entanto, nem todos os microrganismos podem ser facilmente cultivados e é pouco provável que a recuperação proporcional das espécies cultiváveis corresponda às suas proporções reais no ambiente oral.

Devido a limitações económicas e de tempo, apenas as espécies cultiváveis predominantes ou selecionadas são geralmente especificadas. A utilização de meios de cultura "não selectivos" dá ao técnico de diagnóstico a oportunidade de detetar espécies insuspeitas, desde que sejam capazes de crescer em condições de cultura de rotina. O grau de crescimento dos microrganismos depende das técnicas de dispersão, das misturas gasosas utilizadas para a incubação e da presença de outros microrganismos que podem estimular ou inibir o seu crescimento (Listagarten 1992). A identificação bacteriana e os testes de sensibilidade a vários antibióticos são efectuados pelo laboratório e o tratamento adequado pode então ser iniciado tendo em conta os resultados laboratoriais. Um laboratório de referência a mencionar neste contexto é o LABORAL em Houten (Países Baixos), que analisa mais de 12.000 amostras periodontais por ano por cultura (Slots et al.2001)

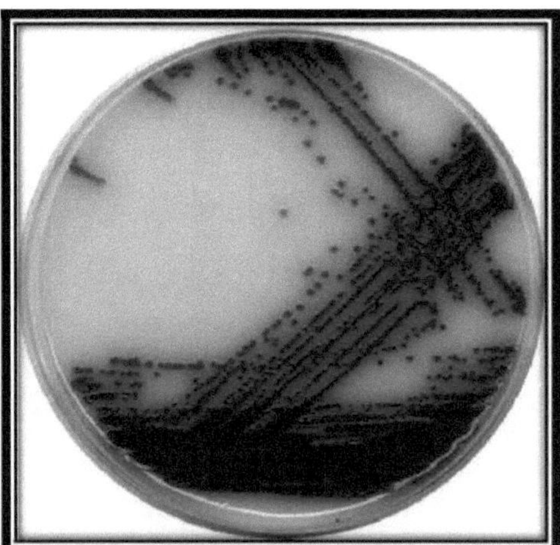

Fig 2: Meios de cultura

A análise cultural dos agentes patogénicos periodontais inclui

(i)   recolha de amostras de placas, normalmente com pontas de papel,

(ii)   utilização de um meio de transporte adequado para a transferência para um laboratório de microbiologia, e

(iii)   Dispersão e crescimento de espécies bacterianas aeróbias e anaeróbias em meios selectivos ou não selectivos.

A cultura tem duas grandes vantagens:

1) É possível efetuar testes de resistência dos agentes patogénicos; e

2) Os agentes patogénicos de importância secundária (por exemplo, *Eubacteriumspp, Peptostreptococcus micros,* espécies *do grupo Streptococcus milleri*), normalmente não incluídos nas abordagens moleculares, serão também comunicados.

Limitações:

1) Um grande problema na comparabilidade é o facto de as bactérias das bolsas periodontais poderem não ser cultiváveis. As células bacterianas podem já estar mortas ou podem ser inicialmente viáveis mas incapazes de sobreviver ao stress acumulado da amostragem, dispersão da amostra, exposição ao oxigénio e falta de nutrientes adequados nos meios de cultura. A incapacidade de cultivar as bactérias presentes na amostra do paciente pode resultar num teste falso-negativo.

2) Custo elevado

3) Intensidade do trabalho

4) Período de tempo prolongado antes de se poderem obter resultados.

Ensaios baseados em enzimas:

Outra abordagem para a deteção de espécies bacterianas selecionadas consiste em procurar a presença de uma enzima que seja exclusiva de uma ou mais das espécies clinicamente relevantes. Uma abordagem comum consiste em expor uma amostra de placa a um substrato que só pode ser hidrolisado por uma enzima específica. Por exemplo, a (benzoil arginina naftilamida) é hidrolisada por uma enzima semelhante à tripsina produzida principalmente por *Treponemadenticola, Bacteroidesforsythus e Porphyromonas gingivalis*. Uma vez que estas espécies crescem pouco, ou nada, em condições de cultura de rotina e são responsáveis pela maior parte da atividade enzimática na placa dentária, o ensaio baseado em enzimas proporciona uma abordagem relativamente rápida, barata e fiável para rastrear amostras para um ou mais destes organismos. As principais desvantagens da técnica incluem a falta de uma quantificação fiável e a incapacidade de determinar se a reação se deve a uma ou mais espécies, ou a qual delas precisamente (Slots et al. 1999).

Ensaios imunológicos:

A utilização de técnicas imunológicas, como a imunofluorescência ou o ensaio de imunoabsorção enzimática (ELISA), também se revelou útil na deteção da presença e das proporções relativas de espécies microbianas selecionadas. Estas técnicas dependem da disponibilidade de anticorpos específicos que se ligam a antigénios bacterianos selecionados e que podem depois ser detectados através da marcação direta do anticorpo primário com um marcador fluorescente (imunofluorescência direta) ou com um anticorpo secundário fluorescente (imunofluorescência indireta). No ELISA, o anticorpo primário é detectado através de uma reação colorimétrica que é catalisada por uma enzima, geralmente peroxidase de rábano ou fosfatase alcalina, ligada ao anticorpo. Estas técnicas podem ser muito específicas se forem utilizados controlos adequados para verificar a existência de reacções fluorescentes ou colorimétricas não específicas.

A principal desvantagem de ambas as técnicas é que apenas serão detectadas as espécies para as quais o anticorpo específico está disponível. Outro fator limitativo, em especial no caso da técnica imunofluorescente, é a dimensão da amostra, que pode limitar o número de esfregaços disponíveis para teste com anticorpos variados. No entanto, pode ser possível fazer reagir um único esfregaço com vários anticorpos, desde que a marca fluorescente de cada anticorpo possa ser prontamente diferenciada dos outros pela sua cor.

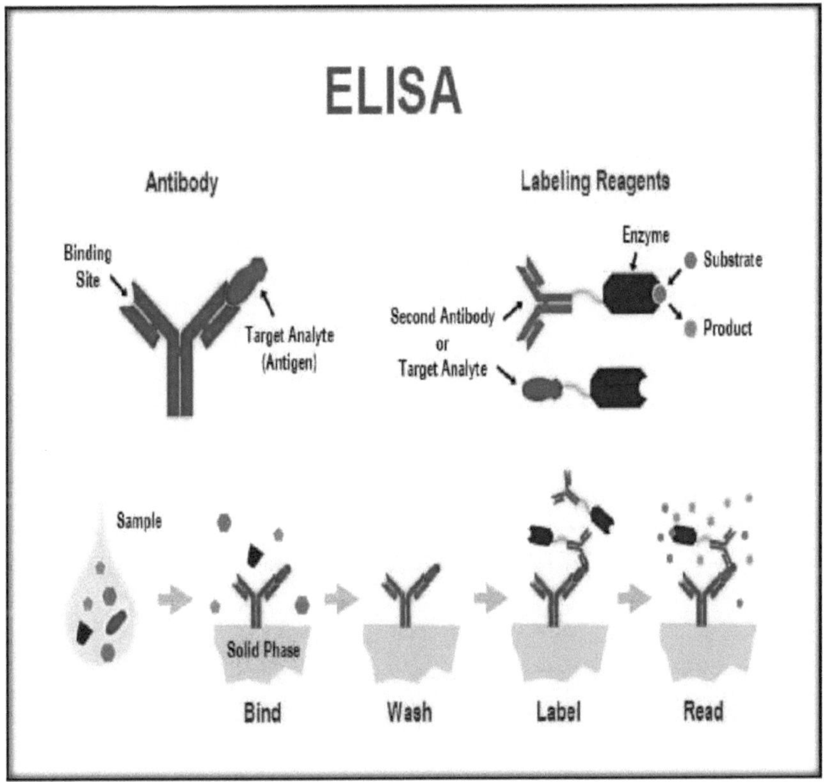

Fig 3: Ensaio imunológico

Slots et al. utilizaram métodos de imunofluorescência indireta para a deteção de A. *actinomycetemcomitans* e P. *gingivalis*. Em comparação com a cultura, os métodos de imunofluorescência indireta revelaram uma sensibilidade de 77% e uma especificidade de 81% para A. *actinomycetemcomitans* e uma sensibilidade de 91% e uma especificidade de 80% para P. *gingivalis* (Slots et al .1999).

Kamiya et al. desenvolveram um método de identificação citométrica de *P.gingivalis* baseado na ligação de anticorpos monoclonais específicos ao lipopolissacárido. Após a adição de um segundo anticorpo marcado com isotiocianato de fluoresceína, as células fluorescentes positivas foram reveladas por citometria de fluxo. O limite de deteção dependia da concentração das células-alvo. Aproximadamente um terço a metade das células P. *gingivaliscells* foram detectadas a uma concentração de 102-104 células/ml. A taxa de deteção aumentou para 91% a uma concentração de 106/ml de células de P. *gingivalis*.

Para melhorar o limite de deteção dos ensaios de imunodiagnóstico, Slots et al. desenvolveram um método para concentrar primeiro A. *actinomycetemcornituns* e *P.gingivalis* na amostra, seguido de marcação por imunofluorescência e deteção das células com anticorpo monoclonal para antigénios de células inteiras. O ensaio revelou um limite de deteção de 10^4 células para A.actinomycetemcomitans e *P.gingivalis* e forneceu uma estimativa semi-quantitativa dos organismos-alvo até 10^6 células. Em comparação com a cultura, o ensaio mostrou uma sensibilidade de 100% e uma especificidade de 68% para A. *actinomycetemcomitans* e uma sensibilidade de 100% e uma especificidade de 57% para P. *gingivalis* (Slots et al. 1999).

Ensaios de sondas de ADN:

Nos últimos anos, foram desenvolvidas sondas de ADN para identificar sequências de nucleótidos que são específicas de espécies bacterianas que se acredita terem importância diagnóstica. Estas sondas são capazes de detetar a presença de apenas 103 células na amostra e fornecem informações sobre a presença de espécies selecionadas que são tão fiáveis como as informações obtidas com métodos de cultura.

No entanto, a tecnologia de sondas de ADN não foi desenvolvida ao ponto de fornecer, por rotina, dados quantitativos exactos. Tal como os ensaios de imunofluorescência e o ELISA, a tecnologia de sondas de ADN pode estar sujeita a problemas de especificidade e pode ser limitada pelo número de sondas disponíveis. Assim, é concebível que uma espécie possa estar presente em grande número numa amostra, mas não seja detectada porque não foi especificamente procurada por estas técnicas.

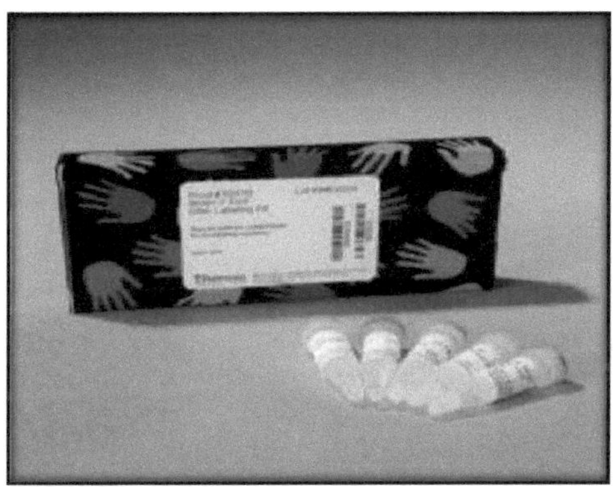

Fig 4: Sondas de ADN

Murray e French foram os primeiros investigadores que detectaram *P. intermedia* e *P. gingivalis* com a ajuda de fragmentos de ADN purificados marcados com 32P ou biotina-11- dUTP por nick-translation (Conards et al. 2001). A sensibilidade destas sondas genómicas foi aumentada, necessitando apenas de 10^2 para 10^3 bactérias. No entanto, o mesmo procedimento foi considerado muito difícil para o principal agente patogénico periodontal *A.actinomycetemcomitans*. Assim, os autores tiveram de clonar fragmentos específicos do genoma em plasmídeos e estas sondas de ADN recombinante foram depois utilizadas para o diagnóstico. Com este procedimento, a hibridação cruzada entre a *sonda A.a* e outras espécies de Pasteurellae foi reduzida a um mínimo de 1%.

Um sistema de teste semelhante foi comercializado pela empresa americana Omni Gene Laboratory Services (Cambridge, MA) e é também frequentemente utilizado em alguns países europeus (sob o nome DMDx/PATHOTEK). As amostras são analisadas centralmente nos laboratórios ANAWA AG (Wangen, Suíça). Ao contrário das sondas genómicas, os oligonucleótidos são produzidos sinteticamente, são moléculas curtas e estáveis e podem ser facilmente introduzidos em sistemas automatizados, o futuro do diagnóstico.

A Micro Probe Diagnostics desenvolveu sondas de ADN de oligonucleótidos para ARN ribossómico que utilizam um sistema repórter enzimático. Estas sondas, devido à natureza não radioactiva do sistema repórter, podem ser manuseadas em qualquer tipo de laboratório, ou mesmo no consultório dentário, desde que esteja disponível um equipamento bastante inovador. As sondas para A. actinomycetemcomitans, E. corrodens, F. nucleatum, P. gingivalis, P. intermedia, C. reta e B. forsythus foram avaliadas clinicamente.

Chuba foi o primeiro a introduzir sondas de oligonucleótidos, dirigidas contra sequências específicas de espécies do 16S rRNA para detetar espécies como *P. gingivalis, P. intermedia* e *A. actinomycetemcomitans*. Utilizando culturas puras, a especificidade dos oligonucleótidos pode ser observada como 100%, mas isto pode ser reduzido quando se detectam bactérias em amostras complexas como a placa subgengival. A sensibilidade das sondas de oligonucleótidos depende do sistema de marcação, mas pode ser minimizada para detetar 10^2 a 10^3 células por análise (Losche et al.1992).

Haffajee et al. estavam a examinar o efeito da destartarização e alisamento radicular nos parâmetros clínicos e microbiológicos das doenças periodontais. Foram colhidas amostras de placa subgengival do aspeto mesial de cada dente e a presença e os níveis de 40 taxa subgengivais foram determinados utilizando sondas de ADN genómico completo e hibridação ADN-ADN em tabuleiro de controlo. A prevalência média e os níveis de P. *gingivalis, T. denticola* e B. *forsythus* foram significativamente reduzidos após SRP, enquanto A. *viscosus* mostrou um aumento significativo nos níveis médios (Haffajee et al. 1997).

Kits de diagnóstico do lado da cadeira:

Os kits periodontais de cadeira fornecem relatórios imediatos da microflora associada à doença, em comparação com os procedimentos laboratoriais tradicionais, que são incómodos e demorados.

Os kits de teste periodontal em cadeira podem ser classificados como

- Kits de testes microbiológicos
- Kits de testes bioquímicos
- Kits genéticos

Kits de testes microbiológicos:

Os testes microbiológicos têm o potencial de apoiar o diagnóstico de várias formas de doença periodontal, de servir como indicadores do início e da progressão da doença e de determinar quais os locais periodontais com maior risco de destruição ativa. Os testes bacteriológicos (Microscopia, Cultura, Omni gene, Affirm DP e Evalusite) destinam-se principalmente a espiroquetas, A.a, Pg e Pi. Os testes microbianos também podem ser utilizados para monitorizar a terapia periodontal orientada para a supressão ou erradicação de organismos periodontopatogénicos.

Omni-gene:

Trata-se de sistemas de sondas de ADN para uma série de bactérias periodontopatogénicas subgengivais conhecidas. Uma amostra de placa subgengival em papel é colocada no recipiente fornecido e enviada por correio para a empresa para ensaio. As sondas estão disponíveis para a deteção de A. *actinomycetemcomitans,* P. *gingivalis,* P. *intermedia,* F. *nucleatum,* C. *rectus,* T.

denticola e E. *corrodens.* Os relatórios são fornecidos em períodos de tempo muito curtos (poucos

horas a alguns dias).

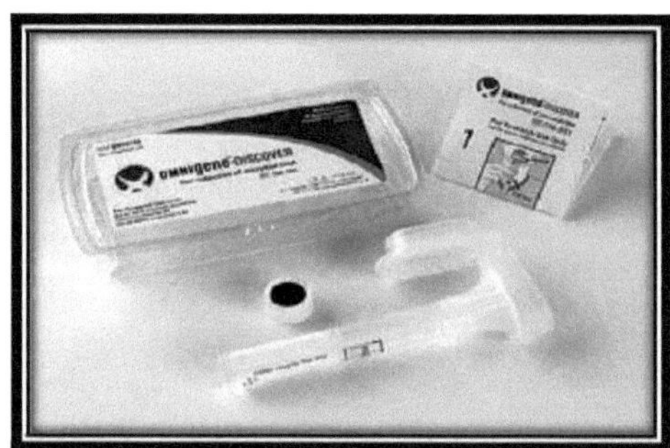

Fig. 5: Omnigene

Evalusite:

O Evalusite é um kit que utiliza um novo imunoensaio enzimático com base em membranas para a deteção de três periodontopatógenos putativos: Aa, Pg e Pi. É recolhida uma amostra subgengival utilizando pontas de papel e adicionada a um tubo de amostra. O eluente é então adicionado ao kit, que utiliza um ELISA (ensaio de imunoabsorção enzimática) do tipo sanduíche; é apresentada uma mancha cor-de-rosa se o organismo testado estiver presente.

Os principais pontos fracos deste kit de teste residem em

1) O pressuposto de que os três organismos detectados estão a causar a doença;
2) Trata-se de um teste em várias fases;
3) Tem um ponto final calorimétrico subjetivo e
4) Não existe um registo permanente dos resultados.

PerioScan:

O PerioScan é um kit de teste de diagnóstico que utiliza a reação de hidrólise BANA (N-benzoil-D-Larginina-2-naftilamida), desenvolvida para detetar proteases bacterianas do tipo tripsina na placa dentária. Foi identificada uma atividade semelhante à tripsina em estirpes de P. *gingivalis,* T. *denticola,* T. *forsythia* e algumas estirpes de Capnocytophagia [11]. O BANA é um exemplo de um substrato conjugado com beta-naftilamina (p-NA), que é hidrolisado por esta enzima semelhante à tripsina para libertar p-NA livre. Este último é um cromóforo e reage com uma variedade de corantes (por exemplo, Fast-Garnet GBC) para produzir produtos coloridos.

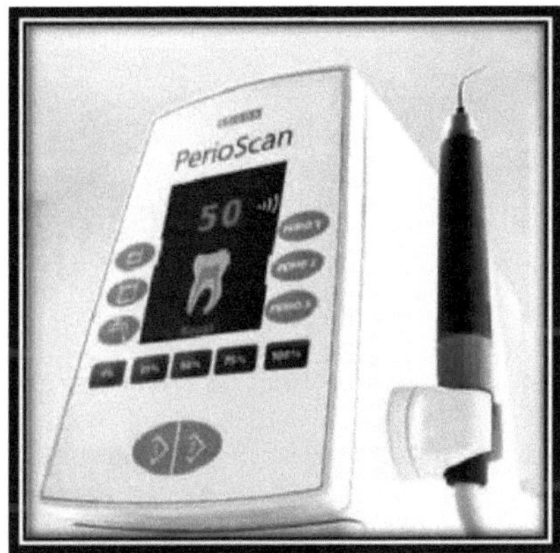

Fig 6: PerioScan

A placa subgengival é recolhida e colocada numa tira contendo BANA, que é depois dobrada para entrar em contacto com uma segunda tira contendo o reagente corante "Fast- Black". O cartão dobrado é colocado numa estufa durante 15 minutos a 55°C e qualquer cor azul-preta que apareça é considerada positiva para as espécies acima referidas. A sensibilidade do método foi recentemente melhorada.

A principal desvantagem desta técnica é que se baseia na amostragem de placas e pressupõe que os organismos de teste identificados como estando presentes significam doença ativa. Sabe-se que este não é o caso para todos os doentes e locais. Além disso, os resultados são qualitativos e dependem da avaliação do ponto final calorimétrico pelo operador.

Uma das potenciais dificuldades deste teste é o facto de poder ser positivo em locais clinicamente saudáveis e poder manter-se assim após o tratamento.

Kits de testes bioquímicos:

Os kits de testes bioquímicos utilizados em periodontia analisam o fluido crevicular gengival (GCF). Uma vez que este fluido é derivado dos tecidos periodontais, a avaliação dos seus constituintes, tais como enzimas derivadas do hospedeiro, mediadores da inflamação e componentes da matriz extracelular, pode fornecer sinais precoces de alterações.

Perio 2000:

Vários microrganismos patogénicos, como P. *gingivalis,* P. *intermedia* e T. *forsythia,* produzem sulfatos e, consequentemente, níveis significativos de compostos sulfídricos voláteis (CSV) através da degradação de proteínas séricas: cisteína e metionina. Uma vez que estes VSCs podem degradar diretamente as estruturas periodontais, agravando a periodontite, a sua avaliação pode indicar a carga microbiana subgengival. O sistema Perio 2000 foi concebido para apresentar digitalmente o nível de sulfureto em cada local. Em resumo, a ponta da sonda deve ser hidratada com uma solução de lavagem estéril fornecida pelo fabricante e depois inserida subgengivalmente no modo operacional de pico ou de retenção. Após uma leitura positiva, a ponta é lavada e reinserida noutro local subgengival.

Prognos-Stik:

Este kit de teste foi lançado no ano de 1993. Detecta níveis elevados de MMPs no fluido crevicular gengival, como a elastase. O FGC é recolhido numa tira de papel de filtro impregnada com uma quantidade conhecida de substrato de elastase tamponado marcado com um indicador fluorescente. A elastase presente na tira de teste cliva o substrato durante o tempo de reação de 4-6 minutos e liberta o indicador, visível sob luz fluorescente. A elastase é libertada dos lisossomas dos leucócitos nucleares polimorfos que se acumulam nos locais de inflamação gengival. A presença de níveis elevados de elastase no FGC pode, portanto, ser indicativa de locais de doença ativa. Embora tenha sido relatada uma relação entre os níveis de elastase no FGC e a atividade da doença periodontal, a posição ainda está longe de ser clara. São necessários mais ensaios clínicos antes de se poder determinar o valor deste kit de teste na prática clínica.

Controlo de periósteo:

O Periocheck foi aprovado pela FDA (Food and Drug Administration) nos Estados Unidos. O Periocheck mede a atividade da protease neutra no FGC. A tira de amostra do FGC é colocada num gel que contém fibrilhas de colagénio insolúveis marcadas com corante (pó de substrato de colagénio azul remazobrilhante) e incubada. Na presença de proteases neutras (que se difundem da tira para o gel), o complexo insolúvel colagénio-corante é digerido para libertar fragmentos solúveis marcados com corante, que se difundem de volta para a tira, tornando-a azul. Mais uma vez, o teste é apenas qualitativo e não é específico para a colagenase PMNL, que se pensa ser a colagenase dominante nos locais activos. De facto, é provável que uma elevada proporção da enzima seja de origem bacteriana. Além disso, os locais interproximais não podem ser amostrados, devido ao risco de contaminação com saliva, o que constitui claramente uma grande desvantagem deste método. É o teste mais rápido para deteção de proteases neutras no

FGC, como elastases, proteinases e colagenases.

Foi observado que os níveis destas enzimas no FGC aumentam com o desenvolvimento de gengivite, bem como em locais de periodontite estabelecida.

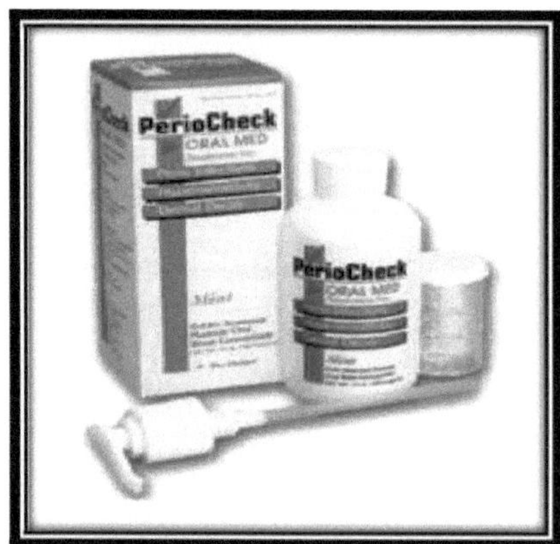

Fig 7: Controlo do periódo

Perio Gard:

O PerioGard baseia-se na deteção de uma enzima denominada aspartato aminotransferase (AST). A AST é uma enzima citoplasmática intracelular solúvel que é libertada do interior da célula após a sua morte. Uma vez que a morte celular é uma parte importante da patogénese periodontal, os níveis de AST no FGC têm um grande potencial como marcadores da destruição precoce dos tecidos periodontais. Níveis elevados de AST total numa amostra de 30 segundos foram positivamente associados a locais com doença ativa, em contraste com locais inactivos.

Este teste comercial é composto por um tabuleiro com dois poços de teste para cada dente e um reagente adequado para efetuar o teste. O teste envolve a recolha de GCF com a tira de papel de filtro que é depois colocada em tampão de cloridrato de trometamina. Adiciona-se à amostra uma mistura de reação de substrato contendo ácido l-aspártico e ácido a-ceto-glutérico e deixa-se reagir durante dez minutos. Na presença de AST, o aspartato e o ácido a-ceto-glutérico são catalisados em oxaloacetato e glutamato.

A adição de um corante, como o fast red, resulta num produto colorido, cuja intensidade é proporcional à atividade AST na amostra de GCF (Person et al. 1995). Na prática, o ensaio PerioGard sofre de uma fraca diferenciação entre cores e é um procedimento relativamente complexo que envolve várias etapas.

Relógio de bolso:

O relógio de bolso foi desenvolvido como um método simples de análise da AST no lado da cadeira (Shimada et al. 2000). O princípio deste teste é que, na presença de fosfato de piridoxal, a AST catalisa a transferência de um grupo amino do ácido sulfúrico da cisteína pelo ácido a-ceto-glutérico para produzir piruvato de P-sulfinilo. O P-sulfinilpiruvato de glutamato decompõe-se espontânea e rapidamente e liberta sulfito inorgânico. O ião sulfito reage instantaneamente com o verde de malaquite (MG), provocando simultaneamente a conversão do MG de um corante verde para a sua forma incolor, permitindo assim a visualização do corante rodamina B de cor rosa. A taxa de conversão do MG é diretamente proporcional à concentração de AST. No entanto, os componentes da matriz extracelular e os seus produtos dissolvidos estão presentes no FGC das bolsas destrutivas e podem libertar iões sulfureto. Em resumo, a atividade da AST determinada pelo Pocket Watch fornece não só um índice de morte celular mas também da extensão das bolsas destrutivas.

Kits de testes genéticos:

Vários polimorfismos genéticos são considerados factores de risco para o início ou progressão da doença periodontal. Em 1997, Kornman et al encontraram uma associação entre o polimorfismo nos genes que codificam a interleucina-1a e a interleucina-ip e o aumento da gravidade da periodontite. A identificação do polimorfismo genético é difícil, mas atualmente estão disponíveis alguns kits de cadeira para a sua deteção.

Teste de suscetibilidade genética PST:

O teste de suscetibilidade periodontal (PSTR) é o primeiro e único teste genético que analisa dois genes de interleucinas (IL-1a e IL-ip) para detetar variações. A suscetibilidade genética à IL-1 pode não iniciar ou causar a doença, mas sim levar a uma doença mais precoce ou mais grave. O teste genético da IL-1 pode ser utilizado para diferenciar determinados genótipos da IL-1 associados a respostas inflamatórias variáveis para identificar indivíduos em risco de doença periodontal grave mesmo antes dos 60 anos de idade.

Clinicamente, a PSTR é utilizada em:

• Novos pacientes periodontais para ajudar a desenvolver planos de tratamento.

• Pacientes que necessitam de uma terapia periodontal e/ou de implantes extensa para determinar o prognóstico, melhorar a aceitação do paciente e otimizar os resultados do tratamento.

• Os doentes fumadores como um incentivo adicional à cessação do tabagismo.

• Manutenção de doentes para definir intervalos de recolha e melhorar o cumprimento.

• Pacientes com sinais precoces de doença para ajudar a determinar a necessidade de encaminhamento para um especialista.

ASSÉDIO	KIT	FABRICANTE/FORNECEDOR	FUNÇÃO
Enzimas bacterianas e enzimas do hospedeiro	Teste periodontal BANA	Ora Tec Corporation Manassas (EUA)	Utiliza o teste BANA para proteases do tipo tripsina bacteriana
	Periocheck	CollaGenex Pharmaceuticals, Newtown, PA	Detecta a presença de proteinases neutras, ou seja, colagenase
	Perioscópio	Oral B Laboratórios	Detectaren zimático atividade *iAggregatibacteractino mycetemcomitans, T forsythus, P gingivalis*
Identificação imunológica	Evalusite	Kodak Eastman Company (Suíça)	Deteção imunológica de antigénios de *Aggregatibacter actinomycetemcomitans, P intermedia, P gingivalis* utilizando anticorpos (ELISA
Identificação bioquímica	Prognóstico	Dentsply	Ajuda na deteção de serino-proteinases e elastases
	Biolise	SLT-Labinstruments, Crailsheim, Alemanha	Ajuda na deteção da elastase
	Periogard	Colgate	Detecta a presença de AST
	Relógio de bolso	SteriOss®, San Diego, CA, EUA	Detecta aspartato aminotra nsferasatravés de deteção colorimétrica
	TOPAS	Affinity Labelling Technologies (EUA)	Detecta toxinas derivadas do metabolismo anaeróbio e mede o nível de proteínas do GCF

CARACTERÍSTICAS_IDEAIS DO BIOMARCADOR:

Um marcador ideal deve ter

I.   Sensibilidade

II. Previsibilidade

III. Especificidade

IV. Plausibilidade biológica

V.   Viabilidade prática.

Um marcador de diagnóstico ideal deve indicar a presença de um processo de doença antes da ocorrência de danos clínicos extensos.

Esse marcador deve ter uma especificidade e sensibilidade elevadas e deve poder ser utilizado facilmente no consultório ou como dispositivo ou teste de utilização doméstica.

Existe uma infinidade de possibilidades para a utilização futura de fluidos orais em aplicações biotecnológicas e de cuidados de saúde, especialmente no domínio do diagnóstico. Está atualmente em curso uma enorme atividade de investigação para explorar o papel dos fluidos orais como um possível meio numa variedade de aplicações.

Na indústria farmacêutica, a utilização de biomarcadores está a ser avidamente desenvolvida para utilização em estudos de dosagem adaptada e de metabolismo de medicamentos.

Estão a ser investigadas as possíveis utilizações do GCF e da saliva no rastreio preliminar da exposição a agentes de guerra biológica/química, na deteção de toxinas ambientais e no rastreio de metabolitos de drogas de abuso.

No domínio do diagnóstico das doenças orais, tem-se verificado uma tendência crescente e constante nas últimas duas décadas para desenvolver ferramentas de monitorização da periodontite. Desde medições físicas, como a sondagem periodontal, até sofisticadas análises de suscetibilidade genética e ensaios moleculares para a deteção de biomarcadores nos diferentes estádios da doença, têm-se registado melhorias substanciais na compreensão dos mediadores implicados na iniciação e progressão da periodontite. Simultaneamente, este processo evolutivo promoveu a descoberta de novos biomarcadores e o desenvolvimento de novas abordagens terapêuticas, utilizando principalmente a modulação do hospedeiro. Além disso, estão a ser desenvolvidas novas tecnologias de diagnóstico, tais como microarrays de ácidos nucleicos e proteínas e microfluidos, para o rastreio de risco e abrangente de biomarcadores.

Estes avanços recentes estão a conduzir ao desenvolvimento de ferramentas de diagnóstico mais poderosas para que os médicos possam otimizar a previsibilidade do seu tratamento.

É evidente que nenhum marcador isolado preencherá todos os critérios necessários para a avaliação do estado clínico do periodonto, e a investigação futura deve ser direcionada para a produção de "pacotes de marcadores". O desenvolvimento de um amplo espetro de factores marcadores será um objetivo primordial da investigação periodontal.

AlShammar, KF., Giannobile, WV., Aldredge ,WA., Iacono, VJ., Eber RM., Wang HL., Oringer RJ.(2001) Effect of non-surgical periodontal therapy on C-telopeptide pyridinoline cross-links (Ictp) and Interleukin-1 Levels. *Jornal de Periodontologia* 72 (8), 1045-51.

Andrzej Miskiewicz, Renata Gorska, Grzegorz parecki. (2011) Biomarcadores da saliva e patologias periodontais em pacientes com doenças pancreáticas. *Journal of Stomatology* 64(8), 598-611.

Anet S. Kinney, Christoph, A. Ramseier, William V. Giannobile (2007) Oral fluidbased biomarkers of alveolar bone loss in periodontitis. *Anais da Academia de Ciências de Nova Iorque* 1098, 230-251.

Armitage, GC. (2004) Análise do fluido da fenda gengival e risco de progressão da periodontite. *Periodontologia* 2000 34, 109-19.

Armitage, GC., Jeffcoat, MK., Chadwick, DE., Taggart, EJJr., Numabe, Y., Landis Jr., Weaver ,SL., Sharp, TJ.(1994) Avaliação longitudinal da elastase como marcador da progressão da periodontite. *Journal of Periodontology,* 65(2): 120-8.

Asikainen, Alaluusua e Saxen. (1992) Recovery of A. Actinomycetemcomitans from teeth, tongue and saliva. *Journal of Periodontology* 62 (3), 203-206.

Balwant Rai e Jasdeep Kaur. (2010) A mieloperoxidase do fluido crevicular gengival na periodontite e no cancro pancreático. *Pesquisa Brasileira em Odontopediatria e Clínica Integrada* 10(1), 79-82.

Bokor M (1997). Níveis de Imunoglobulina A na Saliva em pacientes com doença periodontal. *Medicnski Pregled* 50(1):9-11.

Blankenvoorde, Henskens e Van Der Weijden. (1997) Cistatina A no fluido crevicular gengival de pacientes com periodontite. *Journal of Periodontal Research* 32(7), 5838.

Bowden, GH .(1997) Será que a avaliação da composição microbiana da placa bacteriana/saliva permite o diagnóstico da atividade da doença nos indivíduos? *Medicina Dentária Comunitária e Epidemiologia Oral* 25(1), 76-81

Bruno Loos, Jeroen Craandyk e Frans Hoek. (2000) Elevação de marcadores sistémicos relacionados com a DCV no sangue periférico de pacientes com periodontite. *Journal of*

Periodontology71, 1528-1534.

CairoCastellani, Gori, AM., Nieri, M., e Baldelli Abbate. (2008) A periodontite grave em adultos jovens está associada à aterosclerose subclínica? *Journal of Clinical Periodontology* 35, 465-472.

Cao, CF., Smith, QT .(1989) Crevicular fluid myeloperoxidase at healthy, gingivitis and periodontitis Sites. *Jornal de Periodontologia Clínica* 16(1), 17-20.

Carlos Sorgi, Maria Saraiva. (2009) A Interleucina 6 circulante e a PCR de alta sensibilidade diminuem após a terapia periodontal em indivíduos saudáveis. *Jornal de Periodontologia* 80, 594-602.

Casey Chen, Jorgen Slots (1999). Testes microbiológicos para Actinobacillus Actinomycetemcomitans e Porphyromonas Gingivalis. *Periodontologia 2000* 20(1), 53-64.

Chapple, IL., Glenwright, HD., Matthews, JB., Thorpe, GH., Lumley, PJ. (1994) Níveis específicos de fosfatase alcalina no fluido crevicular gengival na saúde e na gengivite: Cross-sectional studies. *Journal of Clinical Periodontology* 21(6), 409-14.

Chapple, IL., Socransky, SS., Dibart ,S., Glenwright ,HD., Matthews JB.(1996) Chemiluminescent assay of alkaline phosphatase in human gingival crevicular fluid: investigations with an experimental gingivitis model and studies on the source of the enzyme within crevicular fluid. *Jornal de Periodontologia Clínica* 23(6), 587-94.

Conrads, Georg (2001) Testes para bactérias marcadoras na periodontite progressiva: A experiência europeia. *Doenças Infecciosas na Prática Clínica* 10 (9), 481-487.

Cox ,SW., Eley ,BM .(1992) Cathepsin, B/L Elastase, tryptase, trypsin and dipeptidyl Peptidase IV- like activities in gingival crevicular fluid. Uma comparação dos níveis antes e depois do tratamento periodontal básico de pacientes com periodontite crónica. *Jornal de Periodontologia Clínica* 19 (5), 333- 339.

Dahan, Nawrocki, Elkain (2001) Expressão das metaloproteínas da matriz na gengiva humana saudável e doente. *Journal of Clinical Periodontology* 28 (2), 128-136.

De Jong ,MH., Van Der Hoeven, JS., Van Os, JH.(1986) Growth of microorganisms from supragingival dental plaque on saliva agar. *Journal of Dental Research* 65 (2), 85-88.

Delacroix, Dive, Ram baud (1982) IgA subclasses in various secretions and in serum. *Immunology* 47(2), 383-385.

Dirk Smith, E., Blair Renshaw ,R. (2000) Quatro novos membros expandem a superfamília da Interleucina-1. *Journal of Biology Chemistry* 275, 1169-1175.

Eggert, Maenz, Tam. (1987) Medição da interação da glicoproteína secretora humana com bactérias orais. *Journal of Dental Research* 66(2), 610-12.

Eley, BM., Cox, SW. (1996) A relação entre a atividade da catepsina B no fluido crevicular gengival e a perda de inserção periodontal em pacientes com periodontite crónica: Um estudo longitudinal de 2 anos. *Journal of Periodontal Research* 31(6), 381-392.

Eley, BM., Cox, SW. (1998) Advances in periodontal diagnosis- Potential inflammatory and immune markers (Avanços no diagnóstico periodontal - Potenciais marcadores inflamatórios e imunitários). *British Dental Journal*, 184 (5): 220-223.

Eros, S., Chaves, Marjorie, K., Jeffcoat, Carol, C., Ryerson, Brian Snyder (2000) Colonização bacteriana persistente de Porphyromonas Gingivalis, Prevotella Intermedia e Actinobacillus Actinomycetemcomitans na periodontite e sua associação com a perda óssea alveolar após 6 meses de terapia. *Jornal de Periodontologia Clínica* 27 (12), 897-903.

Folke Lindstrom, Lare Folke. (1973) IgA salivar na doença periodontal. *Jornal de Periodontologia* 31 (1), 31-34.

Friedman,SA., Mandel.(1983) Lysozyme and lactoferrin quantitation in the crevicular fluid. *Journal of PeriodontolResearch54* (6), 347-350.

Galbraith, Hagan, Steed, Sanders (1997) Cytokine production by oral and peripheral blood neutrophils in adult periodontitis. *Journal of Periodontology* 68 (9), 832-838.

Gangbar, S., Overall, CM., Mcculloch, CA., Sodek ,J.(1990) Identification of polymorphonuclear leukocyte collagenase and gelatinase activities in mouthrinse samples: Correlação com a atividade da doença periodontal na periodontite adulta e juvenil. *Journal of Periodontal Research* 25(5), 257-267.

Garito, ML., Prihoda, TJ., Mcmanus, LM. (1995) Os níveis salivares de PAF estão correlacionados com a gravidade da inflamação periodontal. *Journal of Dental Research*

74(4), 1048-56.

Gazi, MI., Cox, SW. (1995) Comparação do tecido hospedeiro e das dipeptidil peptidases bacterianas no fluido crevicular gengival humano por focalização isoeléctrica analítica. *Arquivos de Biologia Oral* 40 (8), 731-736.

Genco, RJ., Ho, AW., Kopmam, J., Grossi, SG(1998) Modelos para avaliar o papel do stress na doença periodontal. *Anais de Periodontologia* 3(1), 288-302.

Giannobile, WV., Al-Shammari, KF., Sarment, DP.(2003) Moléculas de matriz e factores de crescimento como indicadores da atividade da doença periodontal. *Periodontologia 2000* 31,125-34.

Giannobile, WV., Beikler ,T., Kinney, JS., Ramseier, CA., Morelli, T., Wong, DT.(2009) Saliva como ferramenta de diagnóstico da doença periodontal: Estado atual e direcções futuras. *Periodontologia 2000* 50, 52-64.

Giannobile, WV., Lynch, SE., Denmark, RG., Paquette, DW., Fiorellini
,JP., Williams, RC. (1995) A osteocalcina do fluido crevicular e o telopeptídeo carboxiterminal do colagénio tipo I (Ictp) reticulado com piridinolina como marcadores da rápida renovação óssea na periodontite. Um estudo piloto em cães beagle. *Jornal de Periodontologia Clínica* 22(12), 903-10.

Gibbons, Etherden (1986) Fibronectin degrading enzymes in saliva and their relation to oral cleanliness. *Journal of Periodontal Research* 21, 386-395.

Giovanni Salvi, Behnaz Yalda, John Collins e Bettye Jones. (1997) Inflammatory mediator response as a potential risk marker for periodontal diseases in insulin dependent diabetes mellitus patients. *Journal of Periodontology* 68,127-135.

Golub, LM. McNamara, TF., Ryan Me., Kohut, B., Blieden, T., Payonk, G., Sipos ,T., Baron, HJ.(2001) Adjunctive treatment with sub antimicrobial doses of doxycycline: Efeitos na atividade da colagenase do fluido gengival e na perda de aderência na periodontite do adulto. *Journal of Clinical Periodontology* 28(2),146-156.

Gregory Rl, Kim, Kindle(1992) Immunoglobulin degrading enzymes in localized juvenile periodontitis. Jornal de Investigação Periodontal 27, 176-183

Gustafsson, Asman, Bergstrom (1994) Alterações na relação entre a elastase de granulócitos e a a-2-macroglobulina no fluido crevicular gengival de locais com destruição periodontal. *Journal of Clinical Periodontology* 21(1), 17-21.

Haffajee, AD., Cugini ,MA., Dibart ,S., Smith, C., Kent, RL Jr., Socransky, SS.(1997) The effect of SRP on the clinical and microbiological parameters of periodontal diseases. *Jornal de Periodontologia Clínica* 24(5), 324-334.

Halinen, S., Sorsa, T., Ding, Y., Ingman, T., Salo, T., Konttinen, YT., Saari, H.(1996) Characterization of Matrix Metalloproteinase (MMP-8 and MMP -9) activities in the saliva and in gingival crevicular fluid of children with Down's syndrome. *Journal of Periodontology* 67(8),748-754.

Hayakawa, H., Yamashito, K. (1994) Atividade da colagenase e conteúdo do inibidor tecidular da metaloproteinase 1 na saliva humana total de indivíduos clinicamente saudáveis e periodontalmente doentes. *Journal of Periodontal Research* 29 (5): 305-308..

Himanshu Khashu, CS, Baiju, Sumidha Rohatgi Bansal, Amity Chhillar (2012) Salivary Biomarkers: A Periodontal Overview. *Jornal de Saúde Oral e Odontologia Comunitária* 6(1), 28-33.

Hormia, M., Thesleff, I., Perheentupa, J., Pesonen, K., Saxdn L.(1993) Increased rate of salivary epidermal growth fator secretion in patients with juvenile periodontitis. *Scandinavian Journal of Dental Research* 101(3), 138-44.

Ingman, Sorsa, Konttinen (1993) Salivary Collagenase, elastase and trypsin - like proteases as biochemical markers of periodontal tissue destruction in adult and localized juvenile periodontitis. *Oral Microbiology Immunology* 8(5), 298-305.

Ingman, Sorsa, Liindy (1994) Formas múltiplas de gelatinases/tipo IV de colagenases na saliva e no fluido crevicular gengival de pacientes com periodontite. *Journal of Clinical Periodontology* 21(1), 26-31.

Jalil ,Ra., Ashley, FP., Wilson.(1993) Concentração de tiocianato, hipotiocianito, lisozima "livre" e "total", lactoferrina e Ig A secretora na saliva total em repouso e estimulada de crianças com idades compreendidas entre os 12 e os 14 anos e a sua relação com a acumulação de placa bacteriana e a gengivite. *Journal of Periodontal Research* 28(2), 130-136.

James Briggs, Pascal Mckeown e Vivienne Crawfold. (2006) Doença coronária confirmada angiograficamente e doença periodontal em homens de meia-idade. *Jornal de Periodontologia77*, 95-102.

Jentsch., Sievert.(2004) Lactoferrina e outros marcadores do fluido crevicular gengival e da saliva antes e depois do tratamento periodontal. *Jornal de Periodontologia Clínica* 31, 511-514.

John Elter, Catherine Champagne, Steven Offenbacher, James Beck (2004) Relationship of periodontal disease and tooth loss to prevalence of coronary heart disease. *Jornal de Periodontologia* 75,782-790

John Grbic, Ira Lamster. (1997) Inflamação e mediadores imunitários no fluido crevicular de utilizadores de drogas injectáveis infectados com VIH. *Jornal de Periodontologia* 68,249-255.

Kare Buhlin, Anders Gustafsson, StaffonAhnve (2005) Oral health in women with coronary heart disease. *Jornal de Periodontologia* 76, 544-550.

Kaufman, E., Lamster, IB. (2000) Análise da saliva para o diagnóstico periodontal - Uma revisão. *Jornal de Periodontologia Clínica* 27(7),453-465.

Kido, J., Nakamura ,T., Asahara ,Y., Sawa, T., Kohri, K., Nagata T.(2001) Osteopontin gingival crevicular fluid. *Journal of Periodontal Research* 36(5), 32833.

Kido, J., Nakamura, T., Kido, R., Ohishi, K., Yamauchi, N., Kataoka ,M., Nagata, T.(1999) Calprotectin in gingival crevicular fluid correlates with clinical and biochemical markers of periodontal disease. *Journal of Clinical Periodontology* 26(10), 653-57.

Kinane, DF. (2000) Reguladores da destruição e homeostase dos tecidos como auxiliares de diagnóstico em periodontologia. *Periodontologia 2000*,24:215-25.

Kornman, KS., Crane, A., Wang, HY. (1997) O genótipo da IL-1 como fator de gravidade na doença periodontal do adulto. *Journal of Clinical Periodontology* 24 (1), 72-77.

Kunimatsu, K., Mataki ,S., Tanaka, H., Mine, N., Kiyoki, M., Hosoda, K., Kato, Y., Kato, I. (1993) A cross-sectional study on osteocalcin levels in gingival crevicular fluid from periodontal Patients. *Journal of Periodontology* 64(9), 865-869.

Kurtis, B., Develioglu, H., Taner, IL., Balo§, K., Tekin, IO.(1999) IL-6 levels in gingival crevicular fluid from patients with non-insulin dependent diabetes mellitus, adult periodontitis and healthy Subjects. *Journal of Oral Sciences* 41(4), 163-7.

Lamberts, BL., Pederson, ED., Bial, J.(1989) Fibronectin levels of unstimulated saliva from naval recruits with and without chronic inflammatory periodontal disease. *Journal of Clinical Periodontology* 16(6), 342-346.

Lamster, IB., Ahlo, JK. (2007) Análise do fluido crevicular gengival aplicada ao diagnóstico de doenças orais e sistémicas. *Anais da Academia de Ciências de Nova Iorque* 1098, 216-29.

Lamster, Oshrain e Harper. (1988) Atividade enzimática no fluido crevicular para deteção e previsão do nível de fixação clínica em pacientes com periodontite crónica do adulto: Resultados de seis meses. *Jornal de Periodontologia* 59 (8), 516-23

Lappin, DF., Eapen, B., Robertson, D., Young ,J., Hodge, PJ.(2009) Markers of bone destruction and formation and periodontitis in type I diabetes mellitus. *Jornal de Periodontologia Clínica* 36(8), 634-641.

Lennart Bragd, Gunnar Dahlen, Maude Wikstrom, Jorgen Slot (1987) A capacidade de Actinobacillus actinomycetemcomitans, Bacteriodes gingivalis e Bacteroides intermedius para indicar periodontite progressiva; um estudo retrospetivo. *Jornal de Periodontologia Clínica* 14(2), 95-99.

Loesche, WJ. (1992) Sonda de ADN e análise enzimática no diagnóstico periodontal. *Journal of Periodontology* 63(12), 1102-1109.

Loesche, WJ., Syed, SA., Stoll, J.(1987) Trypsin-like activity in subgingival plaque. Um marcador de diagnóstico para espiroquetas e doença periodontal? *Jornal de Periodontologia* 58(4), 266-273.

Listgarten, MA. (1992) Testes microbiológicos no diagnóstico da doença periodontal. *Jornal de Periodontologia* 63(4), 332-337.

Listgarten, MA., Levin, S. (1981) Correlação positiva entre as proporções de espiroquetas subgengivais e bactérias móveis e a suscetibilidade de indivíduos humanos à deterioração periodontal. *Jornal de Periodontologia Clínica* 8(2), 122-38.

Lui, CM., Hou, LT. (1993) Atividade da colagenase no fluido crevicular gengival de pacientes com periodontite. *Journal of Formosan Medical Association* 92(2), 157-64.

Madhu guptha, Ashutosh Nirola, Shallu, J Bhardwaj (2012) Avanços no diagnóstico clínico em periodontia. *Indian Journal of Dental Scienences* 4(4), 114-118.

Makela, Salo, Uitto (1994) Matrix Metalloproteinase (MMP-2 e MMP-9) da cavidade oral: Origem celular e relação com o estado periodontal. *Journal of Dental Research* 73(8), 1397- 1406.

Mancini, S., Romanelli, R., Laschinger, CA., Overall, CM., Sodek, J., Mcculloch CA.(1999) Assessment of a novel screening test for neutrophil collagenase activity in the diagnosis of periodontal diseases. *Jornal de Periodontologia* 70(11),1292-1302.

Markkanen, H., Syrjanen, SM., Alakuijala, P.(1986) Salivary IgA, lysozyme and beta 2-microglobulin in periodontal disease. *Scandinavian Journal of Dental Research* 94(2), 115-120.

Matsuki, Yamamoto (1993) Localização de macrófagos que expressam o RNAm da interleucina-1 em gengivas inflamadas humanas e atividade da IL-1 no fluido crevicular gengival. *Journal of Periodontal Research* 28 (1), 35-42.

Mccauley, LK., Nohutcu, RM. (2002) Mediadores da destruição e remodelação óssea periodontal: princípios e implicações para o diagnóstico e terapia. *Jornal de Periodontologia* 73(11), 1377-191.

Mclaughlin, Kirkham, J.(1996) Human gingival crevicular keratin at healthy, chronic gingivitis and chronic adult periodontitis Sites. *Journal of Clinical Periodontology23* (4), 331-5.

Miller, CS., King, CPJr., Langub, MC., Kryscio, RJ., Thomas, MV.(2006) Biomarcadores salivares da doença periodontal existente: A cross-sectional study. Journal of American Dental Association 137(3),322-29.

Nakashima, Demeurisse (1994) A eficiência da recuperação de vários materiais para a recolha de amostras de enzimas e leucócitos polimorfonucleares das fendas gengivais. Journal of Clinical Periodontology 21(7),479-43.

Nakashima, K., Giannopoulou, C., Andersen, E., Roehrich, N., Brochut, P., Dubrez, B., Cimasoni, G.(1996) A longitudinal study of various crevicular fluid components as markers of periodontal disease activity. Journal of Clinical Periodontology 23(9),832-8.

Nakashima, K., Roehrich, N., Cimasoni, G.(1994) Osteocalcina, Prostaglandina E2 e Fosfatase Alcalina no Fluido Crevicular Gengival: As suas relações com o estado periodontal. Journal of Clinical Periodontology 21(5),327-333.

Neiminen, Kari(1993) Anticorpos específicos contra A. Actinomycetem Comitans no soro e na saliva de pacientes com periodontite avançada. *Scandinavian Journal of Dental Research* 101 (4), 196- 201.

NezihAzmak, Gul Atilla (2002) O efeito da libertação controlada subgengivalmente do chip de clorexidina nos parâmetros clínicos e nos níveis de metaloproteína de matriz 8 no fluido crevicular gengival. *Jornal de Periodontologia* 73, 608-615.

Offenbacher, Odie, Braswell (1989) Alterações nos metabolitos da ciclo-oxigenase na periodontite experimental em macacamulatta. *Journal of Periodontal Research* 24 (1), 63-74.

Over, C., Yamalik, N., Yavuzyilmaz, E., Ersoy, F., Eratalay, K.(1993) Myeloperoxidase activity in peripheral blood, neutrophil crevicular fluid and whole saliva of patients with periodontal Disease. *Jornal da Faculdade de Medicina Dentária da Universidade de Nihon* 35(4), 235-40.

Palys, MD., Haffajee, AD., , SS., Giannobile ,WV.(1998) Relação entre as ligações cruzadas de piridinolina do telopeptídeo C (Ictp) e os agentes patogénicos periodontais putativos na periodontite. *Jornal de Periodontologia Clínica* 25 (11), 865-869.

Pelin Guneri, Fusuun Unlu, Bonu Yesilbek e Firat Bayraktar (2004): Fator de crescimento endotelial vascular nos tecidos gengivais e fluidos creviculares de pacientes periodontais diabéticos e saudáveis. *Journal of Periodontology* 75, 91-97.

Pessoa, Alves, Chambers, Clark (1995) Um ensaio clínico multicêntrico do Periogard na distinção entre sítios periodontais doentes e saudáveis. (1) Desenho do estudo, metodologia e resultados terapêuticos. *Jornal de Periodontologia Clínica22* (10), 794-803.

Raeste, AM., Aura, A. (1978) Taxa de migração de leucócitos orais em pacientes com periodontite. *Scandinavian Journal of Dental Research* 86 (1), 43-51.

Rasch, MS., Mealey, BL. (1995) O efeito da terapia periodontal inicial nos níveis de fator ativador de plaquetas salivares na periodontite crónica do adulto. *Journal of Periodontology;* 66 (7): 613-23

Rahul Kathariya, AR Pradeep (2010) Biomarcadores proteómicos salivares para doenças orais: A review of literature. *Archives of Oral Sciences Research* 1(1), 43-49.

Rai, B., Kharb, S., Jain, R., Anand, Sc. (2008) Biomarcadores de periodontite em fluidos orais. *Journal of Oral Sciences* 50(1), 53-56.

Sachin Malagi(2012) Chairside diagnostic test kits in periodontics - A review. *International Arab Dental Journal* 3(3), 101-102.

Sandhoim, Gronblad(1984) Salivary IgA in patients with juvenile periodontitis and their healthy siblings. *Journal of Periodontology* 55 (1), 9-12.

Sandholm, L., Tolo, K., Olsen, I. (1987) Ig G salivar, um parâmetro da atividade da doença periodontal? Altos respondedores ao Actinobacillus Actinomycetemcomitans Y4 em periodontite juvenil e adulta. *Journal of Clinical Periodontology* 14(5), 289-94.

Salvi, GE., Franco, LM., Braun ,TM., Lee ,A., Rutger Persson ,G., Lang NP., Giannobile, WV.(2010) Biomarcadores pró-inflamatórios durante gengivite experimental em pacientes com diabetes mellitus tipo I: Um estudo de prova de conceito. *Jornal de Periodontologia*

Clínica 37(1), 9-16

Schenck, K., Poppelsdorf, D., Denis, C., Tollefsen ,T.(1993) Levels of salivary IgA antibodies reactive with bacteria from dental plaque are associated with susceptibility to experimental gingivitis. *Journal of Clinical Periodontology* 20(6), 411-17.

Sewon, L., Makela, M. (1990) Um estudo da possível correlação de níveis elevados de cálcio salivar com condições periodontais e dentárias em jovens adultos. *Arquivos de Biologia Oral* 35, 211- 212

Shantipriya Reddy, Sanjay Kaul, Prasad, M.G.S., Jaya Agnihotri, Hrishikesh Asutkar, Nirjhar Bhowmik(2011) Biomarcadores no diagnóstico periodontal. O que o futuro nos reserva. *Jornal Internacional de Ciências Clínicas Dentárias* 2(1), 76-83.

Shimada, Mizuno, Ohshio, Kamaga (2000) Análise da aspartato amino transferase no fluido crevicular gengival através de um relógio de bolso: Um estudo longitudinal com terapia inicial. *Jornal de Periodontologia Clínica* 27, 819-823.

Socransky, SS., Haffajee, AD. (1992) Etiologia bacteriana da doença periodontal destrutiva: conceitos actuais. *Jornal de Periodontologia* 63(4), 322-331.

Smith, AJ., Smith, G., Basu., MK., Walsh., TF.(1984) Changes in salivary peroxidase activity observed during experimentally-induced gingivitis. *Journal of Clinical Periodontology* 11(6), 373-377.

Sreedhar, A., Shobha Prakash, Sapna, N., Santhosh Kumar. (2011) Proteómica - A nova era da periodontia. *Jornal de Investigação em Ciências Dentárias* 2(2), 1-5

Steven Engebretson, Judith Hey-Hadavic e Fernando Ehrhardt. (2004) Níveis de fluido crevicular gengival de interleucina -ip e controlo glicémico em pacientes com doença periodontal crónica e diabetes tipo 2. *Journal of Periodontology* 75, 1203-1208.

Suchett-Kaye,G., Morrier,JJ. Barsotti, O.(2001) Clinical usefulness of microbiological diagnostic tools in the management of periodontal disease. *Research Microbiology* 152(7), 631-639.

Suomalainen, K., Saxdn, L., Vilja, P., Tenovuo, J.(1996) Peroxidases, lactoferrina e lisozima em neutrófilos do sangue periférico, fluido crevicular gengival e saliva total de pacientes com periodontite juvenil localizada. *Oral Diseases* 2(2), 129-134. .
Taichman, NS., Cruchley, AT., Fletcher ,LM.(1998) Vascular endothelial growth fator in normal human salivary glands and saliva: A possible role in the maintenance of mucosal homeostasis. *Laboratory Investigation* 78 (7): 869-75.

Talonpolka, Hamalainen(1994) O telopeptídeo carboxiterminal do colagénio tipo I no fluido crevicular gengival humano em diferentes condições clínicas e após tratamento periodontal. *Journal of Clinical Periodontology* 21 (5): 320-326.

Tynelius-Bratthall, G. (1988) Crevicular and salivary fibronectin before and after gingivitis treatment. *Journal of Clinical Periodontology* 15(5), 283-7.

Vincente. Friedewald, Kenneths. Kornman, Jamesd. Beck, Robert Genco, Allison

Goldfine, Peter Libby, Steven Offenbacher, PaulM.Ridker, Thomas E. Van Dyke e

William C. Roberts (2009), The American Journal Of Cardiology And Journal Of

Periodontal Editors Consensus: Periodontitis and Atherosclerotic

Doença Cardiovascular. *Jornal de Periodontologia* 80 (7), 1021-1032.

Yalcin, Baseqmez, Isik, Berber (2002) Os efeitos da terapia periodontal na concentração

intra-crvicular de PGE2 e nos parâmetros clínicos na gravidez. *Jornal de Periodontologia*

73 (2), 173-177

Yucel, Berker e Gariboglu. (2008) Interleucina-11, Interleucina-ip, Interleucina-12 e a

patogénese das doenças periodontais inflamatórias. *Jornal de Periodontologia Clínica* 35,

365-370

Zhang, L., Henson, BS., Camargo, PM., Wong, DT. (2009) Valor clínico dos

biomarcadores salivares para a doença periodontal. *Periodontologia 2000* 51, 25-37.

Zhonghua Kou Qiang, Yi Xue Za Zhi. (1989) Mieloperoxidase do fluido crevicular e

doença periodontal. *China Journal of Stomatology* 24(4), 204-7

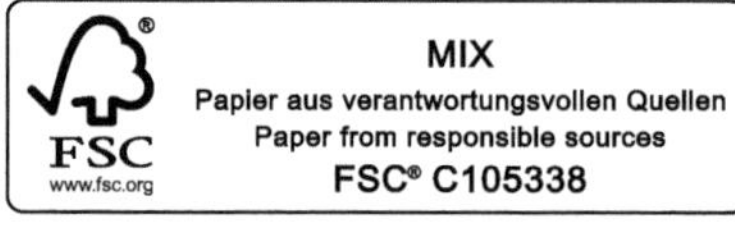

Printed by Books on Demand GmbH, Norderstedt / Germany